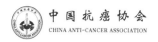

中国抗癌协会
CHINA ANTI-CANCER ASSOCIATION

液体活检

中国肿瘤整合诊治技术指南（CACA）

CACA TECHNICAL GUIDELINES FOR HOLISTIC INTEGRATIVE MANAGEMENT OF CANCER

2023

丛书主编：樊代明

主　　编：邢金良　宋现让

U0244816

天津出版传媒集团

天津科学技术出版社

图书在版编目(CIP)数据

液体活检 / 邢金良, 宋现让主编 . -- 天津 : 天津
科学技术出版社, 2023.3
("中国肿瘤整合诊治技术指南(CACA)"丛书 /
樊代明主编)
ISBN 978-7-5742-0926-8

Ⅰ.①液… Ⅱ.①邢… ②宋… Ⅲ.①肿瘤—活体组
织检查 Ⅳ.①R730.4

中国国家版本馆CIP数据核字(2023)第044185号

液体活检
YETI HUOJIAN

策划编辑: 方　艳
责任编辑: 马妍吉
责任印制: 兰　毅

出　　版: 天津出版传媒集团
　　　　　天津科学技术出版社
地　　址: 天津市西康路35号
邮　　编: 300051
电　　话: (022)23332695
网　　址: www.tjkjcbs.com.cn
发　　行: 新华书店经销
印　　刷: 天津中图印刷科技有限公司

开本 787×1092　1/32　印张5　字数60 000
2023年3月第1版第1次印刷
定价:56.00元

编委会

刘亚莉　刘　毅　卢红阳　卢瑷瑷　罗迪贤　罗　鹏
罗　阳　马　飞　莫少波　彭　敏　齐晓伟　祁　闯
秦绪珍　邱　敏　曲秀娟　申　鹏　盛慧明　史心怡
司徒博　宋兴国　宋　扬　苏海川　孙建国　孙　涛
唐发清　唐万燕　汪付兵　汪强虎　王佳谊　王　琳
王秋实　王树滨　王　通　王　哲　魏　嘉　向廷秀
肖志强　谢　丽　邢　珊　熊　丽　许　晶　许颂霄
许文婧　严令华　颜晓梅　杨国华　杨梦甦　杨　薇
姚　煜　于津浦　余　婧　袁　睿　张　奥　张海伟
张　灏　张金艳　张开山　张明生　张小田　张　欣
张艳桥　章必成　赵　征　郑文莉　周　进　朱师达
朱小立　邹　恒

执笔专家（以姓氏拼音为序）
蔡　贞　陈炳地　杜鲁涛　郭巧梅　郭　永　韩晓亮
李　博　刘　毅　唐万燕　王　琳　王秋实　邢　珊
许文婧　杨国华　于津浦　张海伟　张　灏

编写秘书
周　峰　赵建花　庞　硕　崔　悦

目录 Contents

第一章

概述

一、定义

液体活检，也称液态活检或液相活检，是一个相对于组织活检的概念，是指以体液为检材获得肿瘤生物信息的体外诊断技术。可用于液体活检的体液包括血液、尿液、粪便、脑脊液、唾液、胸腔或腹盆腔积液等。

二、历史沿革

1869 年，Ashworth 在转移性肿瘤患者血液中首次发现并提出了循环肿瘤细胞（circulating tumor cell，CTC）的概念。1996 年，在肿瘤病人血液中检测到循环肿瘤DNA（circulating tumor DNA，ctDNA）的微卫星序列，与原发性肿瘤中的微卫星改变完全匹配。2004 年，一种名为 CellSearch 循环肿瘤细胞检测系统的产品获得美国FDA 批准用于转移性结直肠癌、乳腺癌和前列腺癌的CTC 检测。2011 年，基于 CTC 检测液体活检（liquid biopsy）的概念被提出，此后将利用 ctDNA 获取肿瘤生物学信息的技术纳入到液体活检的范畴。2014 年，欧盟批准利用 ctDNA 检测 *EGFR* 突变可用于肺癌靶向治疗（易瑞沙）的伴随诊断。同年，可用于早期大肠癌血液检测的 *Septin9* 基因甲基化检测试剂盒通过中国国家药品监督管理局审核，获得中国进口医疗器械产品注册证，将液体活检的应用拓展至肿瘤早筛领域。2015年，液体活检被《麻省理工科技评论》评为年度十大突破技术。此后，液体活检进入快速发展阶段，细胞外囊泡（extracellular vesicles，EVs）和肿瘤教育血小板（tumor-educated platelet，TEP）等的检测也纳入液体活检范畴。2016年，美国FDA批准了基于荧光定量PCR技术检测肺癌ctDNA突变的试剂盒。2018年，中国国家药品监督管理局批准血浆 *EGFR* 基因突变检测用于非小细胞肺癌患者的临床评估。2019年，一种用于前列腺癌筛查的外泌体液体活检技术进入美国突破性医疗器械审批通道。2020年，首个基于二代测序（next generation sequencing，NGS）的液体活检产品获得美国FDA批准，用于实体瘤综合基因组分析和肺癌的伴随诊断，进一步指导临床治疗决策。2021年，ctDNA液体活检获得纽约州卫生部临床实验室评估项目的许可，可用于实体瘤微小残留病变（minimal residual disease，MRD）的检测，拓展了液体活检的临床应用范围。与此同时，随着液体活检检测对象和临床应用领域的不断扩展，实时荧光定量PCR、数字PCR、高通量测序、微流控芯片等多种检测和分析手段也逐渐进入临床研究或临床应用。

三、液体活检的优缺点

相比于组织活检，液体活检具有独特的优势（表1）。但由于体液中来自肿瘤细胞的成分含量少、混合正常细胞组分，对检测技术灵敏度和特异性要求高，质量控制难度大，早期肿瘤患者的检测结果与组织活检结果尚存在不一致。目前组织活检仍是肿瘤分子诊断的金标准，在能获取组织样本的情况下，组织检测仍为首选，液体活检还不能全面取代组织活检，二者相互补充可为临床提供更加综合全面的肿瘤生物学信息。

表1　液体活检与组织检测对比

液体活检	组织活检
侵入性很小或无、风险小	侵入性、有产生并发症风险
可多次重复取样,适用于动态监测	部分无法取样;难以重复取样,不适合定期检测和评估疗效
可一定程度克服肿瘤异质性影响	获取的肿瘤信息受样本异质性影响较大,只能反映取材部位信息
实验室标准化程度低,不同实验室检测结果一致性有待加强	实验室标准化程度较高,结果一致性较好
样本操作要求高,准确度有待提升	样本相对稳定,结果准确度高

第二章

检材对象

体液是人体的重要组成部分，在成年男性和女性的比重分别占60%和55%。人体各种组织和器官通过体液不断进行物质和能量交换，维持机体功能正常运转，肿瘤来源的相关物质可进入体液中，为液体活检的开展提供了可能。

一、检材分类

(一) 血液

血液是目前在液体活检中应用最广泛的样本类型，不仅取用方便，对身体创伤小，更重要的是作为人体进行物质和能量交换的枢纽，其中汇集了肿瘤细胞生长、代谢及凋亡（死亡）所释放的能够反映肿瘤生物学特征的物质。

液体活检可以采用全血、血浆或血清来完成，具体采集部位和采集方式由待检测目的而决定。采用血浆时，最常用的抗凝剂是EDTA，一般不用肝素抗凝，肝素可能会降低DNA抽提率及PCR效率，而且不能限制导致游离DNA（cell free DNA，cfDNA）降解的核酸内切酶活性。血液采集后应注意低温保存并尽快完成检测对象的制备，用于CTC的全血样品需在室温保存，不可以冷冻保存。

最常用的采血部位是肘静脉，但也有研究发现采集肿瘤部位的回流静脉采血可提高检测敏感性。

（二）尿液

尿液是除血液外可汇集全身代谢产物和各种组织相关物质的样本类型，尿液来源的脱落肿瘤细胞还可作为泌尿系统肿瘤检测对象。尿液收集不仅完全无创，而且收集时已在膀胱中储存过一段时间，成分相对稳定，质控相对容易。吸附干燥真空技术可用于在膜上保存尿液中的大分子成分，做到长期保存，为肿瘤标志物探索和鉴定提供重要的生物样本支持。

（三）脑脊液

脑脊液本身是可以在脑室和脊髓池中不断快速循环流动的，其可以与脑转移瘤和中枢神经系统肿瘤细胞充分接触并携带肿瘤所释放的细胞或者核酸，因而相对于传统活检而言，脑脊液的液体活检更适合进行脑转移瘤和中枢神经系统肿瘤的诊治。脑脊液液体活检不会对脑组织造成损伤，取样可在疾病的多个阶段连续进行，可以进行疾病动态监测并且根据监测结果实时调整治疗方案。

（四）肿瘤局部的渗出液

肿瘤的增殖和侵袭会导致一些体液的病理性渗

（漏）出，在肿瘤局部形成过量的体液残留，恶性胸水、腹水均属此类。这类样本一般通过治疗性引流而获得，虽然有一定的创伤性，但同时有助于缓解患者的压迫症状，因此有较好的接受度。由于紧邻肿瘤组织，这类样本中肿瘤来源的细胞或核酸都比血液样本更为富集，因此在进行液体活检时，其优先级要高于血液样本。

（五）唾液

唾液由口腔周围的唾液腺分泌，正常人每日分泌量为 1.0~1.5 L。唾液中的有机物主要为黏蛋白、淀粉酶等，含有游离核酸，可用于检测基因变异。既往研究已经证实采用唾液样本进行液体活检的可行性。

（六）粪便

对于消化系统肿瘤来说，粪便是一种非常有价值的样本，其中含有来自肿瘤的脱落细胞和游离核酸，这为液体活检的开展提供了便利。然而，粪便的成分极复杂，各种食物残渣和代谢产物可能会对相关检测的开展造成不利影响，因此提取和纯化工作尤为重要。

（七）其他体液

除了上述的体液类型之外，痰液、泪液、淋巴液、汗液、痰液以外的黏液、乳汁及精液等也都是常见的体液标本，但是这些标本用于液体活检的报道少见。

二、检测对象

液体活检的检测对象主要有游离核酸、肿瘤细胞、细胞外囊泡、血小板等。

（一）循环肿瘤DNA

人体细胞的凋亡和坏死会释放片段化DNA到体液中，称为cfDNA，其中有来自正常细胞的DNA，也有来自肿瘤细胞的DNA，后者被称为ctDNA。ctDNA在肿瘤领域的应用场景包括：早期筛查与早期诊断、预后判断、检测微小残留病灶、伴随诊断、疗效预测及复发转移监测等，这些应用的证据级别各不相同。

cfDNA长度主要分布在一个核小体，大小约为166 bp，其次分布于300 bp（双核小体）和500 bp（三核小体）区域。一般认为，ctDNA长度可能更小，因此在更小的DNA片段中检测ctDNA可能有助于提高信噪比。

cfDNA的半衰期很短，为30 min~2 h，含量的变化可以实时反映肿瘤负荷。ctDNA清除机制尚不明确，可能与cfDNA一样是通过肾脏清除和肝脏脾脏吸收的结合清除。在尿液中的ctDNA清除时间比血液中的ctDNA更短，提示了清除过程中更进一步地降解。患者肝肾功能状态可能影响ctDNA的清除。

ctDNA携带的遗传（点突变、插入和缺失、重排、融合等）和表观遗传（甲基化等）变异及拷贝数变异信息是液体活检的主要内容，血液细胞和其他体细胞释放的游离DNA可能造成干扰，需要进行有效区分。进行以上检测时，ctDNA在总cfDNA中的含量是影响ctDNA检测的最重要因素之一。因为正常细胞来源cfDNA的干扰，ctDNA检测方法的敏感性和特异性均有较高要求。肿瘤病理类型、整体负荷、体积大小、所处部位及肿瘤细胞死亡的数量等都可能影响ctDNA的含量。例如，中枢神经系统肿瘤检测血浆ctDNA敏感性不足归因于肿瘤位置无法突破完整血脑屏障，采用脑脊液进行检测可能提高灵敏度。基于细胞毒性的化疗时，在短时间窗口内会出现ctDNA的释放峰，此时采集标本可提高检测的敏感性。

检测方法的优化及ctDNA释放和清除机制认识的提高有助于更好在临床使用ctDNA，为患者管理提供更有价值的指导信息。

（二）循环肿瘤RNA

体液中的游离长片段RNA（mRNA、rRNA、tRNA、

lncRNA）在实验操作过程中容易降解，因此临床目前应用较多的循环肿瘤 RNA 主要是 microRNA（miRNA）。microRNA 是一类小分子非编码 RNA（22~25 个核苷酸长度），参与调控转录后基因表达。在人类目前已发现超过 2500 种不同的 miRNA。每一种可直接或间接调节多种靶点基因，从而调节关键细胞进程，例如增殖、分化、DNA 修复和凋亡，发挥癌基因或抑癌基因的功能。

目前，在多种类型的人类体液中都检测到了循环 miRNA，包括血清、血浆、尿液、唾液、眼泪和脑脊液等。体液中 miRNA 的运输至少有两种方式：一种是在细胞外囊泡（含有 miRNA，mRNA 和蛋白）中进行包装和运输；另一种是 miRNA 与蛋白复合物结合和分泌。研究表明，90% 血浆 miRNA 会采用第二种方式运输。循环 miRNA 可用作肿瘤诊断和预后的生物标志物。

miRNA 在体液中具有高稳定性，对 RNA 酶降解具有耐受性。血清 miRNA 置于煮沸、冻融及极端 pH 水平等苛刻环境下，仍可保持稳定，且能长期储存。这些是 miRNA 作为生物标志物在临床使用中的巨大优势。但 miRNA 标志物的肿瘤特异性较低，是临床转化需要解决的问题。

多数miRNA（比如miR-141和miR-21）并不特异针对某一种肿瘤类型，因此，以单个miRNA作为某种肿瘤诊断或预后的生物标志物可行性不高，多个miRNA的组合（miRNA表达谱）的定量检测可能更有应用潜力。

（三）循环肿瘤细胞

循环肿瘤细胞（circulating tumor cells，CTC）是指从肿瘤病灶（原发灶或转移灶）脱落并进入外周血液循环的肿瘤细胞。肿瘤细胞突破周围屏障入血形成CTC是肿瘤进展的重要标志。这个细胞群体具有异质性，彼此间在细胞大小和形态、分子表型、活性程度、转移潜能、增殖潜能等各方面可能都有不同。CTC可以单个细胞形式存在，也可彼此间聚集成细胞团/簇（CTC cluster）或与血液来源的细胞聚集成微小瘤栓（circulating tumor microemboli，CTM），后两者形成转移瘤的能力是前者的20~50倍。目前针对CTC的研究和临床应用价值主要集中在上皮来源的恶性肿瘤。

作为恶性肿瘤远处转移的"种子"，CTC在患者血液中出现与否及其数量多少，一方面代表了原发肿瘤浸润进入血管的能力，另一方面代表了在远端器官形成转移灶的可能性。因此，检测CTC的数量可提示肿瘤的恶性程度及转移风险，作为肿瘤预后标志物。此外，CTC携带有完整的肿瘤遗传和表观遗传信息，可以完成基因组、转录组、蛋白质组等方面的检测，可为晚期肿瘤患者提供动态实时的分子分型和功能分型，更精准地指导患者的个体化治疗，这是其他液体活检对象所不具备的优势。然而，因为肿瘤细胞在转移过程中会发生上皮间质转化（epithelial-mesenchymal transition，EMT）现象，CTC会不同程度地失去上皮细胞的特点，这为其富集和鉴定造成了一定影响。获得数量和质量都能满足下游分析要求的CTC是开展相关检测和研究的先决条件。

除外周血的CTC外，其他诸如胸腹水、脑脊液等体液中也会含有大量肿瘤脱落细胞，这些细胞在数量上比CTC更多，收集相对方便，也是可行的液体活检材料。

（四）细胞外囊泡

细胞外囊泡（extracellular vesicles，EVs）是由细胞主动释放的纳米级膜囊泡，在细胞通讯、细胞迁移、血管新生和肿瘤细胞生长等过程中发挥重要作用。EVs可进一步细分为微囊泡（microvesicle）和外泌体（exosome）两大类。其中，前者主要以出芽的方式形成，直径在100~1000 nm之间，通过与受体细胞融合或受体的结合实现对受体细胞的调节作用。外泌体主要是通过外吐方式形成，直径在30~150 nm之间，可通过与受体细胞的融合、受体的结合及内吞方式实现对受体细胞的调节作用。目前，在肿瘤领域中被研究最多的是外泌体。

外泌体起源于一部分被称为多囊泡体（multivesicular bodies，MVBs）的多囊泡次级内含体。多囊泡体与细胞膜融合后分泌外泌体，在形成过程中出现特定蛋白和核酸等物质的富集。这些生物活性物质的募集均受到密切的调控，从而导致不同细胞来源外泌体成分之间的差异，成为外泌体的一种"指纹"或"标签"。在外泌体膜的保护作用之下，这些生物活性物质不受细胞外蛋白酶、剪切压力和其他外力的影响，是液体活检的重要材料。

蛋白是其中被研究最充分的外泌体成分之一，目前已经被检测到的有细胞膜蛋白、分子伴侣、细胞骨架成分、生长因子及其受体和代谢酶等。外泌体的蛋白成分包括两类：一类是膜蛋白成分，可作为分离和鉴定外泌体的标志物，也可能影响外泌体与受体细胞的结合；另一类是特异分选或主动转运到外泌体的一组胞内蛋白，可反映供体细胞的生命进程或传递信息到受体细胞。

外泌体的分离和纯化仍是一个技术挑战。由于体外血细胞外泌体的释放，采血程序和采血管类型的选择对EVs的数量有显著影响，采用枸橼酸葡萄糖采血管可减少体外EVs释放。研发能在采血管中保存体外囊泡、抑制蛋白酶和水解酶的活性专用保存液对提高EVs生物标志物研究的重复性和可靠性有重要意义。外泌体的分离和纯化技术相对复杂，后面章节将进一步详述。目前耗时费力难以质控的分离纯化步骤仍然是外泌体液体活检临床应用的主要限制因素。

（五）肿瘤教育血小板

循环血小板在其整个生命周期内一方面与肿瘤细胞相互作用，获取肿瘤相关的生物分子；另一方面还可以不断摄取并富集循环中游离的蛋白质、核酸，以及囊泡、颗粒等。经此，血小板如同被教育一般，其蛋白质组和RNA表达谱发生显著变化，因此被称为"肿瘤教育血小板（tumor educated platelets，TEP）"。同时得益于TEP封闭的膜结构，其获得肿瘤相关的生物学信息得以完整的保存，成为肿瘤来源的生物活性分子浓缩的生物储存库。基于以上这些原因，TEP成为肿瘤液体活检的新型检测对象。

TEP中发生改变的主要是RNA。目前已鉴定出多个RNA家族，包括前体和剪接成熟的mRNAs、microRNA、小核RNA、核仁小RNA等，其中被研究最多的是mRNA。TEP-mRNA表达谱在多种因素的共同作用下发生动态改变。

TEP用于液体活检对象最大的弊端在于其易活化的特性。样本经采集、离心、洗涤、低温保存等步骤，容易人为地导致体外血小板活化，从而改变其理化特征。另一个特别要注意的是白细胞污染。因此需要针对方法的每一步骤建立完备的标准操作流程及质控体系。

（六）小结

CTC、ctDNA及外泌体是肿瘤液体活检最主要的3个检测对象。三者提供的检测内容不同，在一定程度上有很强的互补性。

ctDNA的优势是在体液中分布广泛且均一，检测技术规范标准化相对较为容易。但是由于ctDNA含量较低，尤其在早期肿瘤患者和术后MRD检测时，存在漏检可能（假阴性）。克隆性造血等原因也可能导致假阳性结果。

CTC的优势是具有完整的细胞形态，胞内物质在细胞膜的包裹之下保存得较为完整。所以CTC的检测内容会更为丰富。但CTC的异质性和稀有性为其检测技术提出了较大的挑战，使其在临床的应用受到了一定的制约。

细胞外囊泡的数量可能更多，且反映的是活细胞的状态，虽其成分检测的方法较为统一，但分离纯化技术亟待标准化。细胞外囊泡的临床应用研究目前还处于较早阶段，临床转化尚需时日。

肿瘤发生发展是一个非常复杂的过程，其中的规律并未被完全了解。不管是组织活检还是以ctDNA、CTC和细胞外囊泡为代表的液体活检，都是深入认识和了解肿瘤的一种途径。如按整合医学理念将这些手段整合起来，则可能为每一位肿瘤患者的整个病程提供全面认识。因此，在组织活检和液体活检之间，液体活检的各种对象之间并非相互排斥，应该根据临床实际情况选择合适的方案，在条件允许情况之下应该尽可能全面检测并整合分析，从而制订更具针对性的治疗方案，帮助患者在生存时间和生存质量中获益。

第三章

检测方法

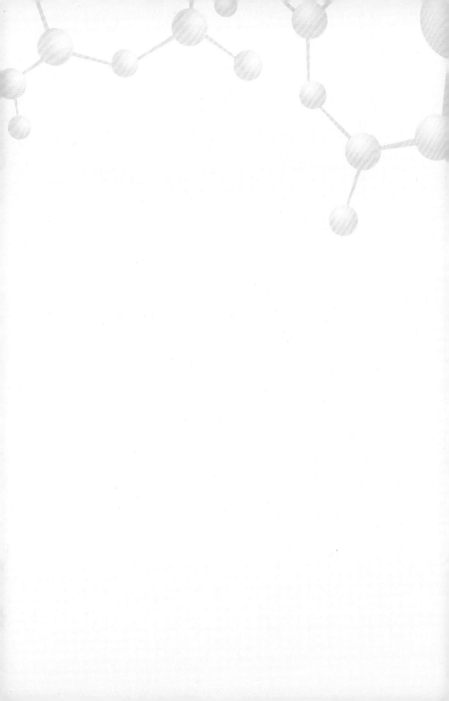

一、ctDNA

ctDNA 可提供肿瘤特异性的遗传学变异及表观遗传学信息，其在肿瘤病人全程管理中的应用价值已得到公认，并被写入多项临床诊疗指南。但由于体液中的 ctDNA 分子数量稀少、片段化严重，对其进行检测犹如"大海捞针"。尤其在早期肿瘤患者中，ctDNA 含量相对更低，显著增加检测难度。

ctDNA 检测技术面临的主要挑战是检测技术敏感性的提升及背景噪声信号的抑制。目前适用于 ctDNA 的检测技术主要分为 3 类：实时荧光定量 PCR 技术、数字 PCR 技术和二代测序技术。这 3 类技术在 ctDNA 检测中各具独特的优势和不足。荧光定量 PCR 技术操作简单，是目前应用最成熟的技术，游离 DNA 检测用于肿瘤伴随诊断已获得国家药品监督管理局（national medical products administration，NMPA）批准；数字 PCR 技术，灵敏度高，可绝对定量，特别适合在复杂背景下检测稀有突变，目前也已被广泛认可。但此两种技术仅限于已知的少数基因常见热点突变的检测，无法满足临床上多基因多位点的检测需求。二代测序技术可以一次性对多个肿瘤相关的基因进行平行检测，并且可以发现新的突变，已在临床实践中得到了一定程度的推广，但技术流程和生信分析较为复杂，需要建立统一规范的技术标准。在本章中将分别介绍各自的技术原理、检测流程和质量控制及其在肿瘤液体活检领域的技术应用，各实验室在实际应用时应结合具体情况选择合适的技术方法。

（一）ctDNA分析前处理方法

1. ctDNA提取及质量控制

来自正常细胞的cfDNA在健康人血浆中含量较低（约10 ng/mL），肿瘤患者cfDNA浓度普遍升高，但个体差异较大。ctDNA仅占cfDNA的一小部分，其浓度与肿瘤负荷和分期正相关。大规模研究表明晚期非小细胞肺癌患者ctDNA占比中位值仅在0.4%左右，早中期肿瘤患者ctDNA占比相应更低，因此ctDNA检测样本前处理包括样本收集、处理、储存、提取和质检的规范操作流程。

（1）血浆样本收集、处理与储存。为保证cfDNA分离提取质量，如使用EDTA抗凝管采集静脉血，须在采血后4 h内离心并分离血浆；如采用含有细胞保护剂的专用cfDNA采血管，可使cfDNA和完整细胞在室温下保持稳定长达7~14 d，以便运输、储存及集中处理。血浆反复冻融可导致其中cfDNA降解；如血浆分离后暂不进行cfDNA提取，须低温保存，长期存储应保存在-80℃冰箱，并尽可能减少冻融次数。

（2）cfDNA提取。目前cfDNA商品化提取试剂盒已较成熟，包括硅胶柱法和磁珠法。此外，使用自动化提取工作站可提升样本处理效率和规范性。

（3）cfDNA定量与质检。cfDNA高度碎片化且有特定生物学片段分布特征，片段长度主要分布在20~220 bp之间，峰值约为166 bp。来自肿瘤的ctDNA长度通常短于正常cfDNA，片段大小与肿瘤组织类型相关。提取后应使用荧光计定量检测cfDNA浓度，使用毛细管电泳测量片段长度分布保证抽提质量。

2. cfDNA亚硫酸氢盐处理及质量控制

与DNA序列检测不同，DNA甲基化检测是针对CpG位点中胞嘧啶修饰（CpG是"胞嘧啶—磷酸—鸟嘌呤"的缩写，其中胞嘧啶位于5′端而鸟嘌呤位于3′端；在CpG位点中胞嘧啶可以被甲基化为5-甲基胞嘧啶）来实现的。因此，游离DNA甲基化检测前，常需要额外添加碱基转化步骤。以亚硫酸氢盐（bisulfite）催化处理为例，亚硫酸氢盐处理后，DNA胞嘧啶残基转变为尿嘧啶残基，5-甲基胞嘧啶（5mC）则保持不变，转变后的DNA通过特定探针捕获或特定引物PCR，对目标区域进行靶向检测。目前，基于亚硫酸氢盐转化处理的甲基化检测方法可达单碱基精度，是当前主流手段。

碱基转化效率是cfDNA亚硫酸氢盐处理的关键质控点。cfDNA分子数量稀少、片段化严重，碱基转化过于剧烈或转化时间过长，易导致分子断裂，降低后续检出率；而反应过于温和则会使碱基转化不足，部分非甲基化胞嘧啶不能被转化为尿嘧啶，造成假阳性，增加背景噪声。碱基转化效率可使用NGS测序来检测，通过计算所有C碱基（CpG中的C除外）中未被转化的比例来估算未转化率（转化率=1-未转化率）。转化后cfDNA片段呈单链状态，用普通荧光PCR难以准确评估，建议使用qPCR法或dPCR法定量评估转化后cfDNA单链片段的可扩增性与拷贝数，也可测量不同长度扩增子比例评估片段完整性。

在肿瘤早期患者的cfDNA样本中肿瘤来源ctDNA占比极低，往往低于0.1%，须考虑亚硫酸氢盐未能充分转变为甲基化的胞嘧啶带来的背景噪声影响。目前市售商用亚硫酸氢盐试剂转化效率在99.5%左右，对单一CpG

位点，检测噪声背景可达到0.5%，可能高于ctDNA中真实甲基化水平。因此，在检测设计上应同时靶向检测DNA甲基化标志物的多个CpG位点，避免依赖单一CpG信号分析来检测肿瘤患者cfDNA甲基化水平。同时，亚硫酸盐转化会导致DNA损伤和断裂，导致信号部分丢失，可能会降低ctDNA检出率。

（二）实时荧光定量PCR技术

实时荧光定量PCR技术（real time quantitative PCR，RT-qPCR）已经发展并成为目前国内PCR技术主流。基于RT-qPCR，衍生出了包括扩增阻滞突变系统PCR（amplification refractory mutation system PCR，ARMS-PCR）、抑制探针置换扩增（blocker displacement amplification，BDA）等技术，目前基于ARMS-PCR检测游离DNA突变已获得NMPA批准用于肿瘤伴随诊断。针对特异位点甲基化检测，甲基化特异性PCR（methylation-specific PCR，MS-PCR）技术逐步成熟并应用于临床。

1.实时荧光定量PCR技术的原理

实时荧光定量PCR技术，是指在PCR反应体系中加入荧光基团，利用荧光信号积累实时监测整个PCR进程，最后通过Ct值和标准曲线对未知模板进行定量分析的方法。在肿瘤液态活检的检测中，为了确保检测灵敏度，常用Taqman荧光探针、分子信标（molecular beacon，MB）等作为荧光基团参与PCR反应。TaqMan寡核苷酸探针的5′端和3′端分别标记荧光基团和淬灭基团，在PCR扩增过程中，TaqMan探针被DNA聚合酶降解，荧光基团与淬灭基团分离，荧光信号被检测到。荧光强度可随DNA扩增数量等比增加，实现扩增产物的实时定量监测。MB的结构一般包括环状区、信标茎干区和荧光/淬灭基团3个部分，其中荧光和淬灭基团分别位于信标分子的5′端和3′端。在自由状态时，分子信标呈发夹结构，此时由于两基团相邻，荧光被淬灭；与靶序列结合后，分子信标空间构型发生变化，两基团距离增大，荧光显现。实际临床应用中，荧光定量PCR技术用于ctDNA检测的最低检出限（LoD）通常为100~1000 iu/mL。结合低频突变检测技术如BDA（blocker displacement amplification）等，荧光定量PCR可满足ctDNA检测的LoD要求。

（1）ARMS、BDA和HRM技术原理。ARMS-PCR引物设计为专一性扩增突变型DNA片段，以此用于检测DNA点突变。ARMS-PNA、Super-ARMS和Perfect-

ARMS等是以ARMS原理为基础分别在靶向富集、引物设计和聚合酶改良3个方面加以优化的技术，并在临床中广泛应用。PNA又叫肽核酸，是一种比DNA特异性更强的探针，在退火时先和野生型DNA模板结合，能阻断大部分野生型DNA片段的扩增，结合ARMS技术，即为ARMS-PNA技术。两种方法结合可以在10 ng基因组DNA中检测到含量低至1%的突变，已在ctDNA *EGFR* 基因和 *KRAS* 基因突变检测中有广泛应用。Super-ARMS技术是将引物设计为环化引物，并且在3′端引入错配碱基，从而提高突变检测的特异性。Perfect-ARMS不需要设计环化引物，重点在于将传统Taq DNA聚合酶改良为具有高特异性的DNA聚合酶，可以准确识别引物3′端单碱基错配。只需要在引物3′端设计一个识别碱基，即可以实现高度特异性的ARMS检测。

BDA技术是一种基于吉布斯自由能的竞争性PCR技术，利用竞争性blocker探针富集低频突变序列，突变型序列相比于野生型序列富集程度可达1000倍，可用于qPCR、ddPCR、Sanger测序和NGS等平台上的多重PCR设计。

HRM（high-resolution melting curve）即高分辨率熔

解曲线，根据不同核酸分子物理性质的差异，通过实时跟踪、收集升温过程中饱和荧光染料与PCR产物结合的信息，并进行软件分析形成熔解曲线。不同的DNA序列可形成独特的熔解曲线形状，以此区分突变基因。HRM通过对qPCR设备和分析流程的优化，从而提高灵敏度。该技术可检测0.1%~1%的突变，并且可以发现未知突变，但是无法确认具体的突变类型。

（2）qMSP技术原理定量甲基化。特异性PCR（quantitative methylation-specific PCR，qMSP）是一种高灵敏特异位点甲基化检测技术。其基本原理是用亚硫酸氢盐处理DNA，未甲基化的胞嘧啶转化成尿嘧啶，而甲基化的胞嘧啶不变，然后用特异性引物对所测基因的同一核苷酸序列进行扩增。基因甲基化的异常变化与肿瘤发生发展密切相关，通过qMSP高灵敏度分析技术检测肿瘤特异性游离DNA的甲基化水平，是肿瘤早期诊断、病程监测和疗效评估的重要手段。

2. 实时荧光定量PCR技术的流程及质量控制

RT-qPCR技术包括核酸提取、扩增和结果分析等步骤。由于检测技术的高敏感性，在检测流程中，各个环节都需要引入质控对照，以保证检测结果准确性和稳定性。

①核酸提取：所有阴阳性对照等质控品，都需要从核酸提取步骤开始，与待测临床标本等同处理。②扩增：应同时设置外对照和内对照，外对照至少应设有阴性和弱阳性对照，以确定扩增的有效性。内对照可验证每份样品中是否含有核酸，例如人的β-微球蛋白基因等保守序列，用以确定样品采集的有效性。

3. 实时荧光定量PCR技术在肿瘤液体活检领域的应用

（1）检测体细胞突变。基于ctDNA体细胞突变检测是目前应用于肿瘤伴随诊断最广泛的液体活检技术，FDA、NMPA获批的检测试剂陆续上市，并在临床应用中获得肯定。2016年，基于RT-qPCR技术平台的*EGFR* mutation Test被FDA批准用于无法获得组织样本的非小细胞肺癌患者的用药指导。国内NMPA也批准了基于ARMS的ctDNA检测技术，可用于体外定性检测晚期非小细胞肺癌患者*EGFR*基因突变，辅助肺癌患者靶向治疗。

（2）检测甲基化异常。qMSP检测肿瘤特异性游离DNA的甲基化水平有重要的临床应用价值，用于结直肠

癌早期诊断的 *Septin9* 基因甲基化、用于胃癌早期诊断的 *RS19* 基因甲基化和用于肺癌早期诊断的 *SHOX2* 和 *RASSF1A* 基因甲基化等都已通过 NMPA 审批在临床应用。

（三）数字 PCR 技术

1. 数字 PCR 技术的原理

数字 PCR（digital PCR，dPCR）被称为第三代 PCR 技术，通过对模板的有限稀释和 PCR 反应体系的分配实现目标核酸分子拷贝数的高灵敏绝对定量分析。相比于传统 PCR 技术和实时荧光定量 PCR 技术，具有以下优势：①绝对定量，数字 PCR 以"阴性"和"阳性"反应单元的数量来进行定量，不依赖标准品和参考曲线，因此定量结果准确、可靠和直观；②高灵敏度，数字 PCR 是反应单元内的单拷贝核酸分子扩增，理论上可实现单分子级检测；③高分辨率，能检测微小变化；④高稳定性，由于抑制剂也被分割和稀释，因此数字 PCR 对抑制剂的耐受程度大大增强。

数字 PCR 的上述独特优势使其非常适合于复杂背景中检测稀有变异，特别是游离 DNA 的检测。

数字 PCR 技术近几年飞速发展，国内外相继推出数字PCR商业化平台。在模板分割和稀释方式上，主要有液滴式、芯片式和微孔式3种。还有"无芯片"微滴打印技术，通过界面震荡产生液滴实现了无芯片数字PCR技术路线，可降低耗材成本，提升数字PCR的可及性。具有代表性的国外数字PCR系统包括QX200和QX One数字PCR系统、Naica数字PCR系统、QuantStudio Absolute Q数字PCR系统、QIAcuity系列数字PCR系统及Digital LightCycler数字PCR系统。国内的企业也积极开发国产数字PCR系统，如新羿生物开发的TD系列和D50数字PCR系统，晶准医学的Cellomics-JD100、达微生物的OS系列及迈克生物D600数字PCR系统。

2. 数字PCR技术的流程及质量控制

（1）数字PCR检测流程。提取游离DNA后，数字PCR检测主要包括以下步骤。①样品的分散，数字PCR的主要步骤是反应体系的稀释和分散。在这种情况下，大多数目标检测分子可以随机分散在不同微反应单元，每个反应单元含有"0"或"1"检测目标分子（即阴性或阳性），成功提高检测的灵敏度及实现多靶标的高通量检测。当然，含有两个或多个目标分子的极少异常情况也会被其识别，并通过泊松分布获得准确的检测数目。②扩增，样品需要重复热循环实现PCR扩增，这通常由变性、退火和延伸两个或三个不同的温度阶段组成。数字PCR热循环仪通常采用半导体帕尔贴，对PCR管进行温度控制，从而使管内的微滴完成PCR反应。③检测，根据样品分散方式不同，数字PCR中的定量分析过程主要包括两种方法：一种是基于液滴的荧光信号计数，通过类似于流式细胞仪原理的光电倍增管（PMT）确定具有不同荧光强度的液滴数量；另一种是基于芯片的荧光点图像处理，使用电荷耦合器件（CCD）或互补金属氧化物半导体（CMOS）。

（2）数字PCR的质量控制。数字PCR的质控要求跟实时荧光定量PCR一致，此外由于技术原理上的特殊性，在数字PCR操作过程中，需要考虑微滴生成的有效反应单元数应有一定数目，比如2万以上。同时，为了满足泊松分布的统计计算，需要选择合适的上样量浓度范围，不宜过饱和。

3. 数字PCR在肿瘤液体活检领域的应用

数字PCR在基因突变、拷贝数变异及甲基化异常检测等方面展示了优越的性能，广泛应用于肺癌、乳腺癌、甲状腺癌、结直肠癌、胰腺癌等肿瘤基于游离DNA

的伴随诊断领域。

在基因突变方面，研究表明，数字 PCR 基于游离 DNA 检测 *EGFR* 基因突变敏感性可达 0.04%，与组织学检测有很好的吻合性，相比于传统的 PCR 检测方法，数字 PCR 可以显著提高血浆中 *EGFR* 突变的检出率。

在拷贝数变化方面，基于游离 DNA 进行 *HER2* 基因拷贝数检测，与组织样本检测阳性和阴性符合率分别为 64% 和 94%，提示该技术可用于游离 DNA 拷贝数变异检测，可在一定程度上避免组织异质性导致的检测结果偏差。

在基因表观遗传检测方面，我国目前已批准多个甲基化产品在结直肠癌筛查中的应用，包括粪便 DNA 样本中 *SDC2* 基因甲基化检测，血浆游离 DNA 样本中 *Septin9* 基因甲基化检测等。数字 PCR 由于技术优势，能够对传统方法检测不到的罕见甲基化等位基因进行精准的检测，进一步提高 DNA 甲基化检测的灵敏度和特异性。

4. 数字 PCR 发展方向

数字 PCR 的发展方向包括：①提高检测通量，可对多个靶标多个标本并行检测；②开发多靶点检测的多重数字 PCR 检测，可以通过多种荧光染料或标记技术来实现；③提高检测自动化程度，实现一键式检测的自动化检测流程；④提高检测速度，进一步降低检测时间；⑤提高检测动态范围；⑥降低检测成本。

数字PCR仪的技术先进性已经有共识，作为一种全新的思路和手段，临床一直对其抱有很大的期待，是未来临床分子诊断的关键平台。要做到这一点，需要更好地满足临床需求，比如多指标、通量高、自动化、稳定性好、防污染、成本低。同时，我们看到数字PCR作为高端科学仪器和医疗器械，国产技术研发、合作的进步非常快，有望更快地推动数字PCR在临床中深入应用。

（四）二代测序技术

1. 二代测序技术的原理

下一代测序（next generation sequencing，NGS）又称为二代测序，通过将样本中DNA片段两端加上接头DNA生成测序文库分子，同时对包含样本DNA编码信息的上百万甚至数十亿个测序文库分子进行同步测序。基于cfDNA样本的NGS检测流程大致分成3个步骤：文库构建、上机测序、生信分析及报告解读。

目前在肿瘤诊治领域，国内外已发布了多个基于临床肿瘤组织样本的NGS技术检测指南，但血液中来自肿瘤的ctDNA与肿瘤组织中的完整核酸分子存在较大差异，所以ctDNA高通量测序除了满足肿瘤组织高通量测序的基本要求外，更要应对ctDNA检测的特殊挑战。ctDNA检测主要有3个难点：①目标ctDNA分子数量稀少；②短片段分子居多；③正常ctDNA背景噪声影响严重。所以，以ctDNA分子为标志物的NGS测序技术性能，需考量和质控与之对应的3个重要方面。①建库效率：天然核酸分子通过引物延伸扩增或接头连接反应加上测序通用序列转化成可测序文库分子，称为文库构建。天然核酸分子转化成可测序文库分子的效率称为建库效率，或者文库转化率（library conversionrate）。当应用场景中目标ctDNA分子拷贝数为个位数时，常规连接建库方法10%~30%的建库效率将难以稳定检测稀有信号分子，需要更加灵敏的建库技术。②靶向检测效率：游离DNA分子的片段化特征会严重影响靶向引物PCR扩增或靶向探针捕获模板分子的效率，应尽可能用更短的PCR扩增子或优化靶向捕获探针设计，来提高对目标短片段分子的检测效率。③噪声抑制能力：ctDNA检测的噪声来源复杂，通过单分子标签（unique molecular identifiers，UMI）可以减少在文库PCR扩增、测序芯片上簇生成及测序过程中的错误。此外，对游离DNA样本在提取和后续处理过程中由于DNA碱基损伤而产生的噪声信号（约0.1%）应引起重视。特别当应用场景如MRD检测和早期筛查时，目标分子的突变丰度在0.1%，甚至更低时，应对此类噪声进行降噪处理。

2. cfDNA进行二代测序的流程及质量控制

（1）文库构建。cfDNA与组织NGS测序流程有所不同，提取后DNA样本无须打断步骤，可直接用于文库构建。以文库构建方法分类，NGS测序技术可分为靶向测序和非靶向测序两类。非靶向测序无靶向富集步骤，对样本中所有游离DNA片段分子进行NGS测序。靶向测序通过引物靶向扩增或探针特异性捕获富集目标基因区域，对目标区域进行NGS靶向测序，这些目标区域通常称为靶基因panel。靶向建库测序技术主要有以下几种。

①基于多重PCR的靶向测序技术。

基本原理：该技术使用多对特异性引物对cfDNA中不同区域的靶序列同时扩增，同一管中引物对数量可从数对到数千对；特异性扩增后再使用引物扩增或连接方式将接头序列加到扩增后的文库分子中，最终使用通用引物扩增生成待测文库分子。由于PCR扩增中常存在引物之间非特异相互作用，因此，一般需要在每次扩增后使用分选磁珠利于片段大小不同去除非特异性扩增产物。

技术优点：基于多重PCR的靶向测序技术使用先靶向扩增再建库的文库构建策略，建库相对简单，建库时间较短。

技术局限性：a.靶向检测效率较低。由于多重PCR引物对在设计上考虑因素较多，引物长度较长，导致ctDNA靶向扩增效率低。b.噪声抑制能力较差。多重PCR技术无法去除碱基损伤产生的噪声，同时在特异性引物上添加UMI分子也会引入扩增时非特异性干扰，因此UMI降噪在多重PCR建库技术中较少使用。c.多重PCR中不同引物对的扩增均一性较差。由于PCR指数扩增的偏好性，导致多重PCR建库的均一性几乎是现有方法中最差的一种。较差的文库均一性会提升后续的测序成本。

技术演变与应用场景：基于多重PCR的靶向测序是最早实现临床血浆样本检测的高通量测序技术。2012年，Forshew和Narayan先后发表了使用多重PCR建库技术在illumina Hiseq2000的测序平台针对晚期癌症患者血浆cfDNA样本中多种基因突变的高通量测序结果。2014年，Couraud使用多重PCR技术在ABI的PGM平台上也实现了晚期肺癌患者血浆cfDNA样本的 *EGFR*、*KRAS*、*BRAF*、*ERBB2* 和 *PIK3CA* 等5种基因的高通量测序。2017年，TRACERx和PEACE协作组发表了基于多重PCR高通量测序技术应用于肺癌术后MRD监测评估的研究数据。2018年，Cohen等通过缩短多重PCR扩增子的优化扩增方案CancerSEEK率先发表了ctDNA在肿瘤筛查应用上的临床结果。在99%特异性的前提下，该技术在卵巢癌、肝癌、胃癌等8种肿瘤中展现了70%（中位值）的灵敏度。2022年，Wu等利用QASeq技术，从引物设计层面，较好解决了分子标签与引物之间、引物与引物之间二聚体的问题，针对乳腺癌患者的cfDNA进行多重PCR扩增子检测，可同时检出SNV和CNV突变。目前基于多重PCR的高通量测序技术主要应用于扩增基因数较少的应用领域，如TKI抑制剂的伴随诊断，基于肿瘤组织先验策略的MRD检测等。

②基于杂交捕获的靶向测序技术。

基本原理：cfDNA分子先进行末端补齐，在3′端加上单碱基A的黏性末端，此黏性末端用于降低接头之间的相互连接。包含UMI和测序通用序列的双链接头被T4连接酶连接到cfDNA分子的两端，经过磁珠纯化去除未连接接头后，用通用引物对连接后的cfDNA文库分子进行PCR扩增，以产生足够量的DNA用于探针捕获。扩增后的文库分子在变性后与生物素标记的探针分子杂交形成杂交分子，接着使用链霉亲和素偶联磁珠对杂交分子进行捕获富集，未被探针捕获的文库分子将被后续的洗涤缓冲液去除。最终使用通用引物对探针捕获后的文库分子进行无偏好扩增，用于后续NGS测序。

技术优点：与前述多重PCR建库先靶向扩增后建库策略不同，杂交捕获的建库策略是先连接建库，再靶向捕获富集。因此，第一步建库效率对于检测稀有ctDNA分子极为关键。杂交捕获可在一管中同时添加几百到上百万种不同捕获探针，检测靶点的数目弹性比多重PCR有优势，可以同时对融合基因和拷贝数变异进行检测。和多重PCR法相比，探针捕获法对不同靶区域检测的均一性更好。

技术局限性：a.文库转化效率较低，cfDNA建库时需通过一次或两次连接反应，才能形成可被检测的文库分子，连接反应效率是此类技术的最大瓶颈。b.靶向检测效率仍存在一定差异性，捕获常规使用120 nt探针，探针杂交一般需探针与模板至少有约60%连续结合区域，导致对部分较短cfDNA分子的捕获效率显著降低。c.噪声抑制能力存在瓶颈，虽然杂交捕获技术配合双链一致性序列分析（duplex sequencing）可通过在cfDNA两条链分别添加分子标签去除碱基损伤、靶向捕获及测序过程中的背景噪声，但duplex sequencing在极高深度测序时，只有约25%分子可用于双链降噪分析，限制了检测灵敏度。在使用层面，杂交捕获类靶向测序技术在探针数目较少时（比如少于500），测序文库中的on-target效率会有较明显降低，存在较多脱靶的非特异性序列。

技术演变与应用场景：2013年，Murtaza等使用illumina Truseq全外显子探针杂交捕获文库分子的方法首次在6例晚期肿瘤患者中对ctDNA进行了跟踪检测。2014年，斯坦福大学团队发布基于杂交捕获的CAPP-Seq（Cancer Personalized Profiling by deep Sequencing）方法对血浆样本中ctDNA进行高灵敏度检测，奠定了现有杂交捕获技术应用于ctDNA检测的方法基础。2015年，该团队发表了使用背景降噪技术iDES优化CAPP-Seq方法，并用该法检测了13例NSCLC患者139个基因约125 kb区域。该技术可对Ⅱ期到Ⅳ期患者有较高检出灵敏度。2020年，他们继续改进CAPP-Seq技术并结合ctDNA片段特征分析与机器学习，对早中期NSCLC患者进行较大规模样本检测，在96%特异性下，ⅠA、ⅠB、Ⅱ和Ⅲ期的检测灵敏度分别为19%、49%、30%和60%。2022年，斯坦福大学同一团队发表新型基于基因启动子区域染色质开放性筛查癌症技术，此技术采用靶向捕获基因启动子区域cfDNA序列结合深度测序的方法，通过分析靶点区域cfDNA片段长度分布，判断肿瘤细胞基因表达模式，从而区分肿瘤病人和健康人血液，并对肿瘤进行精确溯源。329例临床样本显示血液cfDNA染色质开放性检测方法在肺癌和弥漫大B细胞淋巴瘤的分子分类中有较高的准确率。应用此原理的技术主要包括EPIC-seq、CFOCCUS-seq等。总而言之，基于杂交捕获的靶向测序技术更广泛用于靶点数目较多的临床应用场景，比如泛癌种检测panel，复杂分子标志物如转录特征位点，肿瘤突变负荷，拷贝数变异与融合基因的检测等。

③基于单引物线性扩增的靶向测序技术。

基本原理：2019年，Murtaza团队发布了一种ctDNA

单引物线性扩增靶向建库测序（targeted digital sequencing，TARDIS）技术。该技术完全不同于现有多重PCR和杂交捕获技术，为提高对ctDNA短片段的扩增效率，首先用单个引物对目标基因进行线性扩增，将包含目的基因区域的cfDNA片段富集放大。线性扩增产物在使用片段分选磁珠纯化后，将包含UMI和通用序列的接头与线性扩增的纯化产物连接，生成单链文库分子。为去除大量非特异性连接产物，还需巢式PCR的策略，在线性扩增引物的3′端相邻区域再设计一条特异性引物，该引物与接头序列上的通用引物一起，再对目的文库分子进行特异性扩增，经磁珠分选纯化后，获得特异性文库分子。最后使用通用引物对纯化产物进行扩增，获得待测序的文库分子。

技术优点：a.更高的靶向检测效率，使用30 nt左右的单引物扩增ctDNA的靶向检测效率显著优于多重PCR技术；此外，线性扩增的特异性和多重检测的均一度也应优于多重PCR技术；单引物线性扩增同时也改善了多重PCR技术对ctDNA融合基因的检测能力。b.建库效率显著提升，与杂交捕获技术相比，单引物线性扩增技术在建库前就对目标分子数量进行了有效富集，不再受到连接效率制约，大幅提升了ctDNA建库效率及检测灵敏度。

技术局限性：目前的TARDIS技术仍存在不足，噪声抑制能力并未明显改善，特别对碱基损伤导致的背景噪声并未提出更好解决方案。此外自身技术流程优化也有不足：a.引入的巢式PCR步骤要求ctDNA分子至少包含两条引物的长度，这会导致靶向检测效率的降低；b.单链扩增产物连接前的纯化步骤效率相对较低，会影响建库效率，最终影响整体检出效率。

技术应用场景：该技术被用于乳腺癌术后MRD监测，显示了较好的灵敏度。

④基于亚硫酸氢盐转化的甲基化靶向测序技术。

基本原理：为避免亚硫酸氢盐转化对文库分子的损伤，靶向甲基化建库选择直接对亚硫酸氢盐处理后变性的cfDNA单链分子进行连接建库，来完成文库构建。亚硫酸氢盐处理后的单链分子无法在两端同时连接上接头，需先连接一侧接头，然后再连接第二接头，至少两步连接才能完成单链分子的文库构建。而文库后续的靶向捕获流程和前述杂交捕获流程类似。

技术优点：此类先碱基转变，后连接建库，再杂交捕获的甲基化ctDNA检测策略，是目前cfDNA甲基化靶向建库的主流方案。

技术局限性：此类技术与前述杂交捕获技术类似，但是由于亚硫酸氢盐转化后DNA片段化程度更高，加之亚硫酸氢盐转化后DNA为单链，需要进行两次连接建库，所以建库效率与靶向检测效率是此类技术的重要限制瓶颈。

技术演变与应用场景：甲基化建库策略以SWIFT提供的Accel-NGS Methyl-Seq技术方案为代表，GRAIL的CCGA研究使用的就是SWIFT提供的方案，此外国内基准基因的PulmoSeek技术，在cfDNA经过亚硫酸盐转化后，采用了单链接头连接似方案，进一步对单链分子进行了线性扩增，后续对扩增后的线性分子再通过单链连接方式连接第二接头，最终完成文库分子构建。与SWIFT的方案相比，ELSA通过线性扩增提升了第二接头的连接效率，有可能提升了建库效率。使用这种建库策略还包括TELP、SPLAT、SALP技术。不同技术在针对单链分子两次连接的建库技术细节略有不同。

⑤基于酶促转化的甲基化靶向测序技术。

基本原理：基于酶促转化的建库步骤与前述杂交捕

获类似，cfDNA分子先通过末端补平后在3′端加上单碱基A的黏性末端。然后包含测序通用序列的双链接头被连接到cfDNA分子的两端直接生成文库分子，随后使用TET2酶处理及APOBEC3A胞苷脱氨酶对文库分子中非甲基化胞嘧啶转化为尿嘧啶。酶法转化温和，可大幅降低碱基转化过程对cfDNA文库分子的损伤。转化后的文库分子通过靶向探针进行杂交捕获进一步富集靶区域的文库分子，最终扩增靶向文库分子后NGS上机测序，获得文库分子靶向区域DNA甲基化信息。

技术优点：此类技术采用了先连接建库，后碱基转变的甲基化建库策略，由于连接建库时DNA是双链分子，所以连接建库步骤相对简单，可一步完成。此步骤比前述亚硫酸盐转化的建库方法更简单、高效，建库效率与亚硫酸氢盐处理相比有一定提高。

技术局限性：杂交捕获技术的固有缺陷，即较低的建库效率与靶向检测效率依然存在；此外酶促转化作为新技术，在使用中更需关注酶促转化中碱基转化效率问题。

（2）上机测序。单样本文库分子通常需要经历文库编码、扩增、定量和混合等步骤后进行上机测序。针对

cfDNA样本的文库质控与常规方法相同，上机前需要对测序文库进行定量和片段大小分析，保证文库质量能满足上机要求。

NGS测序仪主要有检测氢离子释放和荧光信号两大技术平台。由于ctDNA占比极低，为保证ctDNA检出效率，通常靶向检测ctDNA测序深度都在10 000×以上，有时为保证足够检测灵敏度（如MRD应用），测序深度甚至在100 000×以上。测序时根据检测样本量和质量要求确定适当的芯片，以保证测序质量和靶区覆盖深度。

（3）生信分析。NGS数据生物信息分析分为两个主要步骤：一是对测序数据进行质控分析及过滤，二是对通过质控的序列与参考序列进行比对，对变异位点或甲基化位点进行鉴定分析并注释。通常生信分析流程中所用各种生物信息分析软件，都要通过适量标准品测序数据进行验证，证明所用软件及参数可达到临床报告要求。

与组织样本相比，ctDNA变异频率可能极低，比如0.01%~0.1%，易受到背景噪声影响。这些噪声来源复杂，除了文库扩增、杂交捕获与测序过程引入的错误，还包括cfDNA在提取和后续处理中引入的碱基损伤，对于甲基化检测而言，还包括亚硫酸盐转化或酶促转化效率不足引入的背景噪声。因此针对ctDNA信号的生信分析通常需要采用降噪技术抑制背景噪声，增强检测信号的对比度，提升ctDNA检出率。

①基于单分子标签降噪技术。基于单分子标签（unique molecular identifier，UMI）降噪技术在ctDNA测序中运用的十分普遍，可用于抑制NGS测序流程中从文库构建到上机测序过程中产生的假阳性信号。在文库分子构建时，通过使用带有单分子标签的接头连接原始cfDNA分子或使用带有UMI的特异性引物预扩增原始cfDNA分子，生成含有UMI的文库分子，再使用通用引物扩增文库分子。其中通用引物是不含UMI序列的，文库分子会复制成带有相同单分子标签的分子，然后再进行高深度NGS测序。最后通过单分子标签将文库分子测序数据进行聚类分析，因为DNA聚合酶复制产生的错误和测序过程碱基误判在测序数据中呈随机低概率分布，通过统计一致性序列可去除此类随机错误，最后只还原出文库扩增前的原始序列信息，达到去重降噪效果。

②针对碱基损伤的降噪技术。游离核酸保存提取过程引起的DNA碱基化学损伤（如胞嘧啶脱氨，导致C到

U 的碱基转变）会造成一定的背景噪声，如正常人血浆样本中的 T790M 变异的背景噪声。此时游离核酸的两条互补链中有一条发生碱基化学损伤，而另一条链完好。普通 UMI 单分子标签难以去除此类噪声，只有使用链特异性分子标签将 cfDNA 两条互补链分别添加不同分子标记，后续合并分析一个 cfDNA 分子中两条互补链的测序结果，才可有效抑制此类错误。此外 PhasED-seq 技术同时分析单一分子内多个突变位点（phased variants），也能达到降低此类噪声的作用。

③单倍体共甲基化降噪技术。游离核酸甲基化测序的背景噪声与 DNA 序列检测不同。如果样本中正常DNA 中的非甲基化胞嘧啶不能被转化为尿嘧啶，就会成为假阳性信号被识别。目前市售商用亚硫酸氢盐转化试剂效率在 99.5% 左右，只选用单个 CpG 位点难以用于早期肿瘤患者 ctDNA 信号的识别。

研究证明，肿瘤甲基化改变，是发生在基因组调控转录的一个区域，这个区域的 CpG 岛存在共甲基化特性。在片段化的 cfDNA 样本中，来自肿瘤的 ctDNA 片段上的甲基化 CpG 岛呈串联排列，在亚硫酸盐转化后形成类似单倍体的分子状态，而正常的 cfDNA 片段中 CpG 岛含有亚硫酸盐未转化残留的胞嘧啶，由于转化错误率较低（≤0.5%）不会形成串列排列的单倍体的分子状态。因此，通过对cfDNA分子中多个甲基化位点进行生信分析，可区分来自肿瘤的甲基化CpG串联排列的单倍体ctDNA分子与正常含有未转化残留CpG假信号的cfDNA分子，达到降低甲基化检测噪声的效果。

3. 二代测序技术在肿瘤液体活检领域的应用

（1）获取基因变异信息（突变、缺失或拷贝数变异）。用于肿瘤晚期患者系统性治疗的伴随诊断标志物常见有点突变、插入缺失、拷贝数变异、基因融合等。通过检测单个预先确定的突变以达到识别预测性生物标志物，实现指导用药目的。

目前美国FDA批准了两款基于杂交捕获建库技术的NGS产品。2020年8月7日，FDA批准首款NGS-based液体活检伴随诊断产品Guardant360 CDx，通过血浆ctDNA检测进而识别受益于奥希替尼治疗的 EGFR 突变（L858R/19Del/T790M）非小细胞肺癌患者。2020年8月26日，FDA批准第二款基于NGS的液体活检伴随诊断产品FoundationOne Liquid CDx，通过血浆ctDNA检测进而识别受益于厄洛替尼、吉非替尼和奥希替尼治疗的

EGFR 突变（L858R/19Del）非小细胞肺癌患者及识别受益于卢卡帕利治疗的 *BRCA1/2* 突变前列腺癌患者。国内目前尚无获批基于 NGS 的液体活检伴随诊断 IVD 产品。

（2）获取表观遗传变异信息。1999 年，卢煜明团队验证了通过血浆中甲基化标志物检测肿瘤来源 DNA 的可行性。研究表明在癌症模型中，cfDNA 与其组织来源的基因组 DNA 之间的甲基化特征高度一致。近年来大量研究使用不同方法测试了 cfDNA 甲基化标志物在癌症早期诊断上的应用价值，在这些研究中 GRAIL 所开展的CCGA（circulating cell-free genome atlas）研究是目前纳入样本量最大的研究之一。研究受试者通过金标准被区分为健康人群和癌症患者，通过确定两类人群 ctDNA 特征的差异，来建立检测模型和标准。研究对 3 种不同的 ctDNA 标志物进行评估，包括了靶向测序检测体细胞突变、全基因组测序检测拷贝数变异，及全基因组亚硫酸氢盐测序检测甲基化标志物。验证结果证明，相比于另两种检测方案，ctDNA 甲基化标志物更适合应用于癌症早期诊断。

（3）获取 TMB 信息。针对免疫治疗的伴随诊断方面，血浆 cfDNA 全外显子测序或大 panel 杂交捕获测序可以检测更广泛的变化，包括血液肿瘤突变负荷（blood tumor mutational burden，bTMB）或大范围的突变特征。基于数百个基因靶区的ctDNA校准的bTMB可预测接受PD-1/PD-L1抑制剂治疗的NSCLC患者的OS获益。

（4）进行MRD监测。为了提升MRD检出灵敏度，目前技术上采用提高可检测患者特征变异标志物数量的方式提升样本检测灵敏度。实体瘤MRD检测有两大主流技术路线，分别是tumor-agnostic和tumor-informed路线。前者期望在不借助肿瘤组织信息的情况下，采用较大的固定panel、增加测序深度、优化降噪算法等措施获得较高灵敏度；而tumor-informed路线则是基于肿瘤组织WES的结果，通过个体化定制选择足够数量的变异位点（>10个）来增加MRD敏感性。实际上由于不同肿瘤患者的个体差异，通常基于固定panel的tumor-agnostic技术对不同个体患者覆盖的平均突变位点仅有3个，相比tumor-informed方法较少，易造成漏检。但tumor-informed方法也存在着成本高，检测流程相对复杂，报告周期长等缺点。

4.二代测序技术在肿瘤液体活检领域的技术展望

2013年，卢煜明团队发表了基于cfDNA全基因组高通量测序的临床样本检测结果，通过全基因组测序技术可检测到血浆样本中来自肿瘤的拷贝数变异和点突变信号。2016年，Snyder和P. Ulz等各自使用cfDNA全基因组检测技术甄别出了肿瘤患者核小体和转录起始区的特征信息，表明cfDNA全基因组检测具有肿瘤溯源能力。2019年，Cristiano等进一步将cfDNA全基因组测序和机器学习结合，建立全基因组cfDNA片段分析模型用于泛癌种的早期发现和肿瘤溯源。2020年，卢煜明团队再次发表了cfDNA全基因组高通量测序研究，证实cfDNA的断点序列特征（Endmotif）可用于肿瘤ctDNA分子的识别。

由于cfDNA全基因组区域极大，根据检测目的不同，测序深度可有极大差异，从不足1×到大于100×，检测成本也会因此带来极大差异。虽然cfDNA全基因组测序的建库流程简单，但后续生信分析较为复杂，特别是一些cfDNA新特征标志物需要通过机器学习建立数学模型才能对样本的测序数据进行有效分析。cfDNA全基因组测序技术通过检测cfDNA片段特征、转录起始区和断点序列特征等特殊标志物，赋予了cfDNA检测更多临床应用可能性。

二、ctRNA

ctRNA即循环肿瘤RNA，指来源于瘤细胞的循环游离RNA。早在20世纪70年代，就有血液中存在细胞外循环核酸分子的报道。但由于RNA极不稳定，且血浆中含有大量的核酸水解酶，所以当时ctRNA说法一度难以令人相信。直到20世纪80年代末才首次证明ctRNA存在，并通过黑色素瘤、乳腺癌、肺癌、结直肠癌等相关研究证实了肿瘤患者血清中含有与肿瘤相关的RNA，ctRNA概念才逐渐被接受。ctRNA主要包括肿瘤细胞来源的信使RNA（mRNA）及其他非编码RNA（例如miRNA、lncRNA）等。与ctDNA相比，ctRNA稳定性弱，在血浆中的半衰期约为15 s，因此，在外周血等体液中，ctRNA与蛋白质、蛋白质复合物和细胞外囊泡结合，以增强其稳定性，免于被体液中核酸水解酶快速降解。

ctRNA携带有肿瘤病灶的分子特征，包含了肿瘤相关蛋白的转录表达及相关表型的调控信息，为低ctDNA脱落率的患者提供了肿瘤筛查机会。研究证实，肿瘤患者外周血ctRNA具有与肿瘤相关的分子生物学特征，可作为敏感高效的肿瘤分子标志物，有助于肿瘤的早期诊断、鉴别诊断、疗效观察和预后监测。

由于RNA分子本身的不稳定性、ctRNA在液态活检样本中的丰度低，以及正常细胞凋亡产生的游离RNA的"背景噪音"影响，使ctRNA检测灵敏性与临床重复性受到限制。

（一）样本采集

根据肿瘤类型及临床样本的可获得性，肿瘤或非瘤来源的游离RNA从血液、脑脊液、尿液及胸腔积液等体液样本中获取。

血液是ctRNA最常见的样本来源，能够克服组织标本取样的肿瘤异质性，且能够及早发现获得性耐药信息。根据美国国立综合癌症网络（NCCN）指南要求，样本取出后存储于临床常用外周血采集管中（临床普遍使用的K3EDTA采血管）或Streck Cell-Free RNA BCT管中。其中，K3EDTA采血管立即离心分离上清，储存于-20 ℃；Streck Cell-Free RNA BCT管通过添加RNA酶抑制成分提高对血浆中游离RNA的保护效率，可置于常温储存7 d。然而血液来源的ctRNA对某些解剖位置的肿瘤（如早期NSCLC和肉瘤）的检出率较低，且对于中枢神经系统肿瘤不适用。

脑脊液作为中枢系统肿瘤或肿瘤脑转移监测的重要标本来源，能够有效地克服颅外病灶的异质性。根据NCCN指南要求，通过腰椎穿刺获得肿瘤患者的脑脊液标本于离心管中，收集后4 h内，在4 ℃下采用两步离心（1900 g离心10 min，16 000 g离心10 min）去除其中的细胞组分。

尿液作为完全非侵入即可获得的检测标本，对于泌尿系统肿瘤（前列腺癌、膀胱癌、肾癌）具有潜在的高敏感性，同时也能对非泌尿系统肿瘤（结直肠癌、淋巴瘤、乳腺癌、肝癌）的诊断提供支持。然而经肾的游离RNA的含量受到肾小球的滤过功能的限制，且其含量随着时间的变化而变化。此外，目前暂时没有尿液分析标准化的保存和分析方法。

（二）RNA提取

依据检测目的不同采用商业化试剂盒提取不同类型的游离RNA，对获得的ctRNA样本进行定量（如荧光光度计、Qubit等）；随后采用电泳方法对ctRNA片段分布进行分析（如agilent bioanalyzer等），确定提取ctRNA的完整性、长度分布及降解情况，为进一步分析提供必要信息。

目前，ctRNA的检测方法主要有：基于PCR的检测技术包括实时荧光定量PCR、数字PCR等，以及二代测序等。

1.基于PCR相关技术的检测方法

实时荧光定量PCR技术（qPCR）是目前ctRNA检测应用最广的方法，有成本低的优点，但只能对单个或少量已知目标RNA进行相对定量，灵敏度较低。数字PCR则在上述技术基础上，将反应体系分割成上万个独立的扩增循环，降低了背景信号和抑制物干扰，提高了灵敏度和特异性，同时对低丰度RNA进行绝对定量；该技术更适宜ctRNA或其他低丰度样本低频突变检测。

2.基于测序相关技术的检测方法

测序技术作为一类能解析基因图谱全貌，以及同时获得已知或未知突变位点的高通量检测技术，能及时有效反映正常或疾病情况下表达的全基因时空分布。基于NGS的ctRNA检测大致可分为以下几个步骤：长链RNA的片段化；逆转录制备cDNA文库；文库富集与扩增；文库测序；数据处理及生物信息学分析。然而二代测序的测序时间较长，不适合单基因的检测，序列读长较短。此外，由于建库中利用了PCR富集序列，因此有一些含量较少的序列可能无法被大量扩增，造成一些信息的丢失，且PCR过程中有一定概率会引入错配碱基。

虽然ctRNA检测具有取样方便、创伤小等优点，但将其应用于临床仍面临许多挑战。首先，样品的收集、处理、储存和分析操作的标准化存在较大差异，有待进一步统一；其次，缺少ctRNA水平对于肿瘤诊断的判断标准；再次，特定基因突变位点对于肿瘤的特异性判断存在难点，ctRNA作为肿瘤标志物的敏感度和特异度还需要进一步提高；最后，由于ctRNA含量很低，提取所用试剂也较为昂贵，且样本制备过程复杂，易流失有用样本。由此可见，目前ctRNA检测的临床应用仍处于初步阶段，尚待进一步的发展。

三、CTC

1869年，Ashworth首次提出循环肿瘤细胞（CTC）。1889年，Paget提出著名的"种子土壤学说"。1950年，CTC簇（CTC cluster）或称肿瘤细胞微栓子（circulating tumor microemboli，CTM）被发现。2000年，Vona等首次利用膜过滤分离技术成功将CTC分离。2003年，发现肿瘤细胞在进入外周血循环的过程中会发生上皮-间质转化。目前已发现CTC在细胞大小和形态、分子表型、活性程度、转移潜能、增殖潜能等各方面都具有差异。

2021年，国内发布了《循环肿瘤细胞临床应用与实验室检测专家共识》。CTC被认为是发生远处转移的"种子"，是具有异质性的群体，是肿瘤液体活检的主要材料之一，对肿瘤患者的预后判断、疗效预测、疗效评价及复发转移和耐药机制的研究都具有重要意义。

随着CTC研究深入和临床需求扩大，CTC检测已从先前的细胞计数逐渐朝着细胞计数结合分子分型的综合分析发展。CTC的检测主要由两个技术环节构成：CTC富集分离和CTC鉴定。CTC鉴定包括CTC数量的鉴定和CTC分子分型的鉴定。

（一）CTC分析前处理和富集分离方法

1. 样本采集及质量控制

CTC检测需要利用全血样本，一般在肘静脉采集。在健康人血液中CTC的存在也有报道，但是大部分健康人血液中应该检测不到CTC。肿瘤患者血液中CTC数量也不多，相对于血液细胞，属于痕量的存在，但个体差异较大。一般1 mL血液中CTC的数量在几个到几十个，早中期肿瘤患者CTC数量相应更低。CTC检测样本前处理包括样本采集、处理和储存的规范操作流程。

（1）全血样本采集、处理与储存。为保证CTC分离提取质量，一般使用加有细胞保护液的EDTA抗凝采血管，可使CTC在室温下保持稳定长达4 d，以便运输、储存及集中处理。采集好血液后，将采血管迅速颠倒4~5下混匀，放置试管架上静置2~3 min待用。样本不可以冻融，因为冷冻会破坏细胞的完整性。某些富集技术需要进行样本前处理，包括裂解红细胞或密度梯度离心富集有核细胞，但是这些前处理方法有可能导致CTC的丢失。

（2）质量控制。分离富集前应观察样本的质量，应该排除有明显凝血和溶血的血液样本。

2.常用CTC富集分离技术

CTC与血细胞在物理特性、免疫学特性等方面存在差异，从而构成富集分离CTC的理论基础。CTC富集分离技术是指根据某种或多种CTC独有的特性将其从外周血中的大量血液细胞中富集分离出来。目前CTC富集分离技术主要包括生物特性富集（如阳性富集分离法，阴性富集分离法）与物理特性富集（如细胞大小、密度、介电性与变形性等）两大类。

（1）基于生物特性的CTC富集分离。生物富集分离法主要利用了免疫亲和原理，通过特异性抗体与细胞表面抗原（如 EpCAM、CD45 等）进行特异性结合来富集分离 CTC。根据细胞表面抗原所属的细胞类型，生物富集分离法又可分为阳性富集和阴性富集。

阳性富集主要利用特异性抗体与肿瘤细胞表面抗原特异性结合，上皮细胞黏附分子（epithelial cellular adhesion molecule，EpCAM）、间充质标志物（如 N-cadherin，Vimentin）、细胞角蛋白家族（cytokeratins，CKs）、人表皮生长因子受体-2（human epidermal growth factor receptor 2，HER2）、表皮生长因子受体（epidermal growth factor receptor，EGFR）等抗体来正向富集 CTC。实际应用中考虑多种标志物的免疫亲和检测同时用于 CTC 的捕获。采用阳性富集法的有 CellSearch、MACS、MagSweeper、TumorFisher、IMS 等，其中具代表性的是 CellSearch 系统——唯一在欧美及中国均获得药监局批准的 CTC 临床应用系统。该系统由 EpCAM 抗体标记的磁珠捕获可疑 CTC 后，通过特异性抗体 CK、CD45 和 DAPI 免疫荧光染色鉴定出 CTC。但 CTC 异质性限制了其在临床上的应用。现在，国内外研发了多项改进技术方法，显示出良好的临床应用潜能。

阴性富集则是利用白细胞抗原，如 CD45 和 CD61 去除血液中的白细胞、巨噬细胞和血小板实现负向筛选。应用该方法主要包括CytoploRare、Cytelligen、EasySep、RosetteSep等。此方法可高效地从患者血液中进行CTC富集分离。但缺陷是：①并非所有血液细胞都对CD45、CD61等抗原呈阳性；②因血液中大量白细胞的存在，去除白细胞的过程中，稀少的CTC流失风险相对较高。

（2）基于物理特性的CTC富集分离。物理分离法是依据CTC的物理特性，如密度、大小、可变形性及表面电荷等进行富集，不依赖细胞表面抗体的表达。代表性方法有：利用细胞密度差异进行富集的梯度密度离心法，利用细胞大小不同和机械性能差异行富集分离的细胞过滤技术，利用流体力差异在特定条件下对不同细胞进行捕获的微流控惯性聚焦法，以及利用电荷和导电性等特征差异行富集分离的电学特征法等。

膜过滤法是最简单的基于大小的CTC分离技术，该技术通过离心或调压器使血液通过有特定大小和形状小孔的微滤膜达到分离CTC的目的，一般采用具有 $5\sim8$ μm孔径的过滤膜（如聚碳酸酯膜）过滤截留体积较大的肿瘤细胞，主要包括CanPatrol、CellSieve、FMSA、ScreenCell、ISET、SBM、FAST、CTCBiopsy、CircuCel-

NA等。因血液中部分CTC的大小与白细胞相近甚至小于白细胞，膜过滤法可能漏掉这些直径较小的CTC，同时滤膜的膜孔容易被血液其他杂质细胞堵塞，导致背景复杂，CTC纯度低。

基于大小和生物电特性的介电泳分离技术，主要包括DEPArray、ApoStream等，该方法特异性高，但是实验耗时较长，检测通量较低，且过程较复杂。基于密度的分离法也是一种较简单CTC分离技术，随着技术发展，由于其分离效率不高，现已很少使用。

（3）生物与物理特性结合的CTC富集分离。生物与物理特性结合的CTC富集分离法将细胞的生物与物理特性结合起来进行CTC富集分离，其中以微流控技术较为常见。

微流控芯片技术基于流体力学原理利用细胞大小、变形性及表面标志物进行CTC富集分离，该技术首先根据细胞大小过滤掉较小的红细胞、血小板等，留下体积较大的白细胞与肿瘤细胞，然后利用芯片内部微单元上修饰的能与肿瘤细胞或白细胞表面抗原结合的特异性抗体将目的细胞捕获吸附在芯片上，实现CTC的富集分离。微流控富集分离技术主要包括CTC-Chip、HBchip、GEDI chip、NanoVelcro Chip、Isoflux、Parsortix、MCA、ClearCell、Celsee、VTX-1、p-MOFF、CTC-100、CTC-iChip、SDI-Chip、Fluxion等。微流控芯片技术具有操作简便迅速、检测通量高等优势，但是也存在下列不足：①芯片中的通道小，容易造成堵塞；②芯片上的微单元容易造成细胞损伤，可能降低细胞活性。

（4）其他新型CTC富集分离技术。近年，一些新的CTC富集分离技术不断涌现。新的CTC富集分离平台主要从技术路径进行了改良，比如设计优化CTC芯片的空间结构，抑或是增加免疫磁珠偶联的细胞表面蛋白抗体类型。其中，TUMORFISHER技术采用多肽取代了磁珠上的抗体，特殊的纳米表面提升了CTC捕获的灵敏性和稳定性，并且可以用于全血的直接富集，避免红细胞裂解和离心，操作简单快捷，获得中国抗癌协会《基于靶标指导乳腺癌精准治疗标志物临床应用专家共识（2022版）》推荐。CellCollector技术直接在活体外周血中富集分离CTC，该法将偶联EpCAM抗体的留置针放置在外周血管中30 min，通过与大量的血液接触来提高捕获CTC的数量。2021年7月，中国NMPA批准了CytoSorter循环上皮细胞分离仪获得三类医疗器械注册证，Cyto-

Sorter CTC检测基于微流控和生物素亲和素免疫捕获技术，可以进行间质型、上皮间质混合型等CTC的分离富集，同时可进行多种特异性抗体的免疫捕获和鉴定分析。

此外，也有少数较新的CTC技术另辟蹊径，从CTC捕获富集原理上进行了突破，利用同PET-CT相似的瘤细胞高效摄取葡萄糖进行糖酵解的技术原理，比如采用肿瘤细胞在糖酵解通路中异常代谢分子来富集分离CTC，或是通过肿瘤细胞糖代谢异常所形成细胞表面电荷差异来富集分离CTC（PET-CTC），这些新涌现的富集分离技术为CTC技术发展提供了新方向。

（二）CTC鉴定和检测技术

在血液中富集分离CTC后，接下来还需结合有效的方法进行分析鉴定。一方面，由于目前CTC捕获技术不能保证百分之百纯度，需要对所捕获的细胞进行鉴定，确定CTC细胞数目，减少CTC数目判定的假阳性率和假阴性率。另一方面，在肿瘤发生发展中，不仅CTC数目动态变化，CTC所携带的分子标志物也在变化，通过对CTC携带的蛋白和核酸等标志物检测，能更好反映肿瘤发生发展的动态变化，是研究肿瘤发生发展机制的有效策略，并能很好地指导临床治疗。CTC鉴定方法主要包括细胞形态学鉴定、免疫荧光染色、荧光原位杂交、聚合酶链式反应等。随着CTC富集和检测分析技术的不断进步，对CTC的检测已从计数走向分子分型、单细胞测序和细胞功能分析时代。

1.CTC数量的鉴定和检测技术

（1）免疫荧光。免疫荧光（immunofluorescence，IF）检测主要基于EpCAM、Pan-CK、N-cadherin、Cell-Surface Vimentin等肿瘤细胞上皮型和间质型表面标志物和白细胞共同抗原CD45对肿瘤细胞和白细胞进行染色，通过染色信号对细胞进行鉴别，根据荧光参考值进行CTC计数是目前鉴定的主流方法，其优点是针对特定的细胞表面抗原表达具有高度识别，但由于缺乏广谱的肿瘤细胞表面抗原标志物，该方法容易存在假阴性问题。免疫荧光检测由美国强生公司率先应用，获美国FDA和中国药监局的批准。

（2）流式细胞术。流式细胞术（flow cytometry，FCM）借助流式细胞仪针对单个细胞进行定量分析，实现多个通道同时工作，检测速度较快，保留CTC的形态学特征和抗原性，能够快速分析数以万计个细胞的多种参数，提高了CTC鉴定结果的准确率。缺陷是样品必须为单细胞悬液，流式细胞技术会破坏细胞团。并且由于CTC数量稀少，不易实现流式鉴定。

（3）细胞病理形态。细胞病理形态检查是将细胞样本固定染色，在显微镜下进行细胞形态学检查。CTC具有非典型的细胞形态，如核质比例加大，细胞核呈多形性，染色深，嗜碱性增加，核仁增多、增大且不规则，分裂象较多见等特征。观察细胞形态可做出细胞类型诊断，观察CTC是单个CTC或CTC团簇形，但细胞病理形态的判断对鉴别人的要求较高。

（4）拉曼检测。拉曼检测也被应用到CTC检测领域，利用特异性靶向磁珠及表面增强拉曼（SERS）探针与CTC孵育，后对样品的SERS光谱进行分析。拉曼检测具有信号稳定、检测限低、灵敏度高的优势。

2.分析细胞分子信息的CTC鉴定和检测技术

（1）聚合酶链反应。聚合酶链反应（polymerase chain reaction，PCR）的CTC鉴定方法通常是基于CTC特异性表达而白细胞非特异性表达的mRNA标志物，通过RT-qPCR技术进行定量分析来对CTC进行鉴定。该方法具有自动化、灵敏度高、成本低及可定量质控等优点，可实现CTC的标准化定量评估，无须人工经验判读，结果客观准确，但cDNA的非特异性扩增可能增加假阳性结果的风险，同时该方法是间接对CTC进行定量，无法获得具体的CTC数目等信息。

（2）荧光原位杂交。荧光原位杂交（fluorescence in situ hybridization，FISH）是在体外直接观察细胞中特定核酸的技术，其原理是根据碱基互补配对原则，将特定的DNA序列与细胞内的目标序列互补结合，由于探针带有荧光，在合适的激发光照射下，杂交探针与目标DNA能够在荧光显微镜下被清楚地观察到。该技术在临床应用中具有快速、准确的特点，并且操作相对简单。荧光原位杂交采用荧光探针与细胞染色体进行杂交，通过染色体异倍体信息来鉴定细胞。FISH技术可用于CTC的分子分析，包括肿瘤基因重排、基因扩增、染色体变化检测等。但是该方法耗时较长，而且探针会影响染色体的结构，干扰下游基因分析。目前，CTC的FISH检测已用到多种肿瘤，比如乳腺癌CTC的HER2、PTEN扩增检测，肺癌的ALK重排、EGFR扩增检测，前列腺癌AR融合和ARV7检测等。

（3）基因测序法。由于CTC数量少，直接进行二代测序难度大，因此需要将细胞的DNA扩增后，再利用二代测序检查基因序列。CTC测序方法具有代表性的是多重退火和成环循环扩增技术（MALBAC）和多重置换扩增（MDA）和简并寡核苷酸引物PCR（DOP-PCR）。随着测序技术发展，CTC单细胞全基因组测序和高通量单细胞测序应运而生。在单个细胞水平上对基因组、转录组、表观组等遗传信息进行高通量测序分析揭示细胞的异质性。但是，目前单细胞测序的技术仅仅停留在实验室阶段，由于肿瘤细胞的高度异质性，单细胞测序是否有代表性还需要更多的科学研究来证明。

3. 评价细胞功能特征的CTC鉴定和检测技术

肿瘤细胞与正常细胞具有不同的若干特征，包括增殖信号的自我维持、逃避生长抑制、细胞死亡抑制、无限复制潜能、诱导血管生成、激活浸润转移、避免免疫损伤、促进肿瘤炎症、能量代谢异常及基因组不稳定等。这些特征绝大部分为功能性特征，是各种肿瘤普遍具有的，因此有可能用于区分肿瘤细胞与正常细胞。同时，基于功能检测能有效检测到具有较高活性的CTC，为预测肿瘤转移、体外培养CTC提供技术手段。但上述肿瘤细胞的一般性特征中大部分难以在单细胞尺度上进行检测。目前正在开发的基于功能检测CTC的方法包括基于肿瘤细胞糖酵解代谢强度的检测（如已糖激酶-2、细胞表面电荷等）、基于肿瘤细胞免疫逃逸特异性蛋白的检测（如PD-L1、MUC-1等），以及基于端粒酶活性检测等。

（三）CTC检测技术的临床应用要求

CTC作为一种接近无创的检测方法，可动态监测肿瘤病情进展和变化，对肿瘤诊断、治疗和监控有重大价值。目前，CTC富集分离平台较多，但尚未形成统一的检测流程与质控标准。理想的CTC检测技术需考虑以下几个要素：首先，富集分离技术需要较高的CTC捕获效率，为下游鉴定分析提供足够细胞量，同时，需保证被捕获细胞能无损释放，有活性的CTC有利于下游的鉴定分析与肿瘤学研究；其次，富集分离技术要有稳定可靠的检测流程，保证用于临床能实现规范化与标准化；最后，富集分离操作要简便，便于临床检验人员掌握。与此同时，富集分离技术还需要与成熟可靠的下游分析检测方法整合，才能更好地把CTC检测与临床应用关联起来，充分发挥CTC检测在临床肿瘤诊疗中的优势。

临床医生在诊疗中应用CTC检测时，应充分考虑到

CTC不同检测平台的特点，并根据检测目的进行适宜的选择。此外，还应根据患者治疗周期、治疗方案、研究目的等实际情况选择相应的采血部位和采血时间点，因为循环系统中不同部位CTC之间存在明显的细胞分布和生物学特征的空间异质性，采血时间、采血时患者体位、采血部位、采血量等都可能影响测定结果。研究发现，从肝癌患者外周静脉、外周动脉、肝静脉、肝下下腔静脉和门静脉采血检测的CTC数量、EMT表型和CTC细胞团各有特点，且其在提示肝癌术后肺转移和肝内复发方面的临床价值也不尽相同。建议治疗或研究的全过程中样本采集条件相对固定，开展更多前瞻性的多中心临床研究，为进一步阐明CTC在肿瘤临床诊疗中的意义，规范CTC结果解读，指导临床治疗和干预。

总的来说，CTC分析技术具有巨大潜力，随着技术的发展进步，具有高灵敏度、高特异性、高度可重复的CTC技术正在逐步进入临床诊疗服务。

四、细胞外囊泡

细胞外囊泡（extracellular vesicles，EVs）是细胞分泌至胞外的一种含脂质双分子层的膜性囊泡，依据其形成机制与直径差异，可分为外泌体、微囊泡与凋亡小体三大亚群。EVs含有脂质、蛋白质、核酸等母细胞来源的生物分子，这些物质在EVs的携带和保护下稳定传递于循环系统，如血液、尿液、羊水、脑脊液和唾液等，可以通过非侵入性的方式获得，是一类具有广阔应用前景的新型生物标志物。近年来，随着EVs所携带生物分子在肿瘤发生、发展过程中作用机制及相关性研究的不断深入，EVs标志物在肿瘤早期诊断和疗效监测中的应用价值已得到业内广泛认可，如人磷脂酰肌醇蛋白聚糖1（GPC1）用于胰腺癌、CD24用于卵巢癌、ERBB2 mRNA用于乳腺癌诊断等。因此，建立高效富集鉴定技术从临床离体标本中分离EVs组分，并构建灵敏、特异的检测技术对EVs常见标志物进行精准检测，可为肿瘤液体活检的临床应用提供强有力的技术支撑。

（一）细胞外囊泡富集鉴定技术

EVs是液体活检的重要研究方向，其中，EVs分离和纯化是该领域的核心问题。EVs在大小和理化性质方面与体液样本中常见的非EVs颗粒接近，后者包括血液中的脂蛋白、蛋白质复合体和乳糜颗粒，以及尿液中的尿Tamm Horsfall蛋白（THP）等，这些混杂颗粒的丰度可能远远高于EVs本身。现在还未发现EVs的特异性标志物，从而难以准确定量EVs纯度。

1.常用富集技术的原理及优缺点

目前常用的EVs富集方法包括差速超速离心法及密度梯度超速离心、免疫分离法、聚合沉淀法、切向流超滤法、尺寸排阻色谱法、微流控芯片分离法和脂质亲和分离法。

作为能够保障EVs纯度公认的"金标准"方法，差速超速离心法可利用低速到高速的离心组合，分步去除完整细胞、死细胞、细胞碎片及大直径囊泡等"大型"杂质，最后通过100 000 g离心，把目标EVs进行沉淀富集，与更小颗粒及可溶性物质实现分离。同时，利用EVs与混杂物的密度差异，可通过预先铺设不同密度分布的介质液，将EVs富集在某一密度区间，从而达到分离目的。上述方法需要超速离心机等大型设备，限制了其临床应用。

对携带特定表面生物标志物的EVs，可用免疫亲和捕获法，常用免疫磁珠等技术捕获富集EVs。该法特异性好，可富集特定的EVs亚群，但会损失不含该标志物的EVs群体。

聚合沉淀法利用聚乙二醇在溶液中可形成网状结

构，从而诱导EVs聚集，经低速离心将EVs沉淀分离。在下游应用不考虑化合物污染的前提下，该方法由于操作简便，可满足常规临床机构使用。该方法也可作为样品前处理步骤，结合超速离心法等分离手段进一步提高EVs纯度。但该方法常需过夜处理，操作时间偏长。

作为简便的EVs分离方法，切向流超滤法可用孔径大于EVs粒径的滤膜或离心法去除大颗粒，再以孔径较小的超滤膜截留EVs，从而实现EVs的富集。该法拥有快捷和无须大型仪器设备的特点，一定程度上解决了传统超滤法中滤膜易堵塞、EVs易破碎的问题，有利于临床应用。但该法无法区分EVs和脂蛋白、THP等混杂颗粒，不适于EVs蛋白质靶标的检测，但可很好地兼容核酸检测。

相对上述方法，尺寸排阻层析法在EVs分离纯度和分离条件较为平衡，其利用层析柱填料的孔径效应，使较小颗粒在层析柱中保留时间更长而EVs保留时间较短，无须大型仪器设备可实现EVs分离。常规SEC法常需收集多组分，再将富集EVs组分进行合并，Guo等分析不同填料和分离条件综合因素，提出了二分式尺寸排阻层析法，实现EVs的一步洗脱，从而有利于临床应用。但该法不能有效去除包括脂蛋白等非EVs共分离污染物。

微流控芯片分离法利用纳米材料或芯片捕获微流体中的EVs。如Lee等用超声波分离不同密度和大小颗粒；Chen等利用双耦合谐振振荡可以从尿液中直接提取高纯度的EVs用于后续RNA表达谱分析；Wang等用纤毛微柱（ciliated micropillars）捕获40~100 nm的颗粒；Liu等用黏弹性微流控芯片直接从血液中分离EVs；ExoChip可特异性富集表面表达CD63的EVs。

此外，脂质亲和分离法利用脂质探针可插入EVs脂质双分子层的特性高效捕获和释放EVs。如Pan等利用脂质探针建立了EV-FISHER技术平台，且证实其可从临床微量血浆标本中快速分离高纯度EVs。

2. 常用鉴定技术的原理及优缺点

对分离纯化获取的EVs进行准确鉴定和质控有助于提高下游分析表征的准确性和可信度。EVs的鉴定通常从EVs的形貌、粒径、颗粒浓度及蛋白质等生物分子的表达入手。

显微成像技术被广泛用于EVs的形貌和粒径等生物物理性质的表征鉴定中，其中代表性成像技术主要有透射电子显微镜（transmission electron microscopy，TEM）、扫描电子显微镜（scanning electron microscopy，SEM）及原子力显微镜（atomic force microscopy，AFM）。为更好保持EVs结构和形态完整性，冷冻透射电子显微镜技术（cryogenic transmission electron microscopy，cryo-TEM）更广泛地用于EVs原始形貌的观测中。值得一提的是，在cryo-TEM成像中，EVs通常呈圆形而非TEM和SEM中所观测到的茶托形结构。然而，这些显微成像技术分析速度慢、缺乏统计代表性，难以满足对EVs粒径和颗粒浓度的快速表征。

可调电阻脉冲传感技术（tunable resistive pulse sensing，TRPS）和纳米颗粒追踪分析技术（nanoparticle tracking analysis，NTA）可对EVs粒径分布和浓度在单颗粒水平进行快速测定。相比于TRPS，NTA在小于150 nm粒径范围内能检测到更多EVs颗粒；而对大于150 nm者，检测结果正好相反。然而，TRPS和NTA均难以对粒径在50~70 nm以下的EVs进行测定，分辨率距离电子显微镜有很大差距，无法实现对EVs多种分子组成的同时表征。

在蛋白质表征方面，蛋白质免疫印迹技术（western

blotting，WB）是学界普遍利用的金标准。其中，四跨膜蛋白CD63、CD81、CD9及ALIX、TSG101、HSP70被认为是EVs的标志性蛋白，而载脂蛋白APOA1/2、APOB和白蛋白则被认为来自于EVs共分离的非囊泡组分（co-isolated non-EVs components）。此外，部分研究还进一步利用酶联免疫吸附测定法（enzyme linked immunosorbent assay，ELISA）来定量样品中特定标志蛋白的含量。

近年来，单颗粒干涉反射成像传感技术（single particle interferometric reflectance imaging sensing，SP-IRIS）、纳米流式检测技术（nano-flow cytometry，nFCM）和液滴微流控技术等单颗粒分析技术的革新推动了其在EVs表征鉴定中的应用。SP-IRIS不仅可实现对EVs的粒径和浓度的表征分析，其在荧光模式下也可实现对粒径低至50 nm的单个EVs上多种蛋白的荧光共定位分析。nFCM则能以每分钟高达上万个颗粒的速率对粒径小至40 nm的EVs在单颗粒水平对EVs粒径、颗粒浓度和生化性状进行多参数表征，不仅粒径表征分辨率和准确性媲美cryo-TEM，结合荧光标记策略还可对携带特定生物分子的EVs亚群浓度进行准确测定。液滴微流控技术可将纳米级EVs包裹在微米级液滴中，通过荧光标记策略和信号放大技术点亮液滴，可对携带不同蛋白和核酸标志物的EVs亚群进行数字化定量检测，且不受EVs粒径分布不均一的影响。

（二）细胞外囊泡标志物检测技术

细胞外囊泡是稳定存在于循环系统中的标志物集合体，主要携带蛋白和核酸标志物。针对不同类型EVs标志物应选用不同种类检测技术。针对EVs蛋白标志物，临床常用检测方法包括酶联免疫吸附测定、流式细胞术及质谱等技术，可对EVs中蛋白类标志物进行定性或定量检测。EVs核酸标志物包括RNA（mRNA、microRNA与其他非编码RNA等）和DNA。临床常用的EVs核酸标志物检测技术主要包括PCR（实时荧光定量PCR、液滴式数字PCR），以及芯片技术、二代测序技术等。

1.常用EVs蛋白标志物检测技术的优缺点

（1）酶联免疫吸附试验。ELISA是一种常用于EVs蛋白定性或定量分析的免疫检测方法，具有操作简便、经济实用、易于标准化、特异性强等优势。

此技术通用性强，通过更换靶标的检测抗体，可实现对于不同EV蛋白的分析。但ELISA方法无法知道囊泡的大小、数量等信息。此技术涉及环节多，需严格控制操作过程和试验条件以获得最佳重复性。由于EVs的异质性，所用捕获抗体没有统一标准，使用不同捕获抗体的ELISA方法检测相同EVs蛋白结果的可比性较差。

（2）流式细胞术。流式细胞术广泛用于分析细胞表面和细胞内分子的表达，鉴定并确定异质细胞群中的不同细胞类型，评估分离亚群的纯度，以及分析细胞大小和容积。这种技术可同时分析单个细胞的多个参数，主要用于测定荧光标记的抗体检测蛋白产生的荧光强度。通过微珠附着EVs是一种较常用的流式检测手段，同时也有高分辨率流式细胞仪被开发专用于细胞外囊泡的检测分析。

流式细胞仪可在单个EV级别检测膜蛋白表达水平、数量和大小，可同时检测单个外囊泡的多个蛋白标志物，实现对EVs快速、高通量、多参数分析。通过采用组织或细胞特异的标志物还可追踪EVs的来源。但其缺陷在于缺乏标准化操作规程，人为操作影响因素多，不适用于EVs裂解蛋白产物的检测。

（3）质谱技术检测。质谱技术对蛋白质的鉴定不受抗体限制，可鉴定未知种类的蛋白质。质谱技术由于灵敏度高、特异性强、分析范围宽等特点已逐渐成为EV蛋白质组学的主要研究手段。基于EVs蛋白质组学分为靶向蛋白质组学质谱技术和非靶向蛋白质组学质谱技术。靶向蛋白质组技术主要用于EVs多个蛋白标志物同时定量检测，其检测通量高于流式检测技术。非靶向蛋白质组技术用于EVs蛋白质系统的全面分析，EVs蛋白的分类和新型蛋白标志物的发现。

质谱分析可提供高通量、定量和EVs比较蛋白质组分析，但存在样品处理复杂，耗时长的缺陷。

2. 常用EVs核酸内容物检测技术的优缺点

（1）实时荧光定量PCR法。目前最常用的EVs RNA检测方法是实时荧光定量PCR法，可用于EVs中包括miRNA，lncRNA，circRNA，chimeric RNA，tsRNA，mRNA，DNA在内的多种类型核酸的检测，是目前EVs科学研究和临床检测中应用最广泛的核酸检测技术。

实时荧光定量PCR在心脑血管、神经、泌尿、消化系统疾病及恶性肿瘤的EVs标志物中应用广泛，国内多个单位也已经应用该技术在血液、尿液、唾液等各种体液中开展了检测相关的临床试验（NCT03108677，

NCT03230019，ChiCTR2000031507）。目前 FDA 认定的突破性体外诊断产品前列腺癌外泌体液体活检产品 ExoDx®Prostate 也是利用荧光定量 PCR 的检测方法。荧光定量 PCR 也存在待改进的地方，如染料法，当 PCR 反应中有引物二聚体或者非特异性扩增时，该染料也可以和这些非特异性扩增产物结合，发出荧光，从而干扰对特异性产物的准确定量。在完全按照试剂盒要求的前提下，均一、稳定的操作过程和试验条件是保持结果特异性和重复性的必要条件。

（2）数字 PCR。数字 PCR 是继普通 PCR 和荧光定量 PCR 之后的第三代 PCR 技术，也是一种 RNA 绝对定量技术。数字 PCR 的检出限更低，并且对于微小差异的鉴别能力优于荧光定量 PCR。

数字 PCR 在 EVs 核酸检测中逐步得到应用，尤其一些表达量较低的标志物的检测，如 EVs 所携带线粒体 DNA、融合转录本、基因突变等。但是数字 PCR 检测在常规检测中的应用不如荧光定量 PCR 普遍。

（3）芯片技术。基因芯片（gene chip）是将许多特定的寡聚核苷酸或 DNA 片段（称为探针）固定在芯片的每个预先设置的区域内，将待测样本标记后同芯片进行杂交，利用碱基互补配对原理进行杂交，通过检测杂交信号并进行计算机分析，从而检测对应片段是否存在、存在量的多少。

目前基因芯片在EVs领域的研究主要应用在EVs标志物的开发方面，尚无针对临床应用开发的EVs疾病标志物的检测芯片。相信随着EVs疾病标志物的临床应用推广，基因芯片将有望成为临床应用的主流手段。与传统检测方法相比，基因芯片可以在一张芯片上同时对多个病人进行多种疾病的检测；能及早诊断，待测样品用量小。但基因芯片检测仍存在一些关键问题亟待解决，如：①基因芯片的特异性的提高；②样品制备和标记操作的简化；③增加信号检测的灵敏度；④高度集成化样品制备、基因扩增、核酸标记及检测仪器的研制和开发。

（4）二代测序技术。在EVs研究中，NGS主要用于标志物的筛选，EVs中基因突变的检测等，国内多家单位也已应用NGS直接从体液EVs中成功筛选出标志物并开展了临床试验（NCT03102268，ChiCTR2000031507，NCT03830619）。二代测序技术也存在需改进的地方，比如读长受限，对于结果的解读也需要专业人士进行，目前成本也远远高于常规检测技术。

第四章

临床应用

一、肿瘤早筛与早诊

肿瘤早检包括肿瘤早期筛查和早期诊断。"早筛"和"早诊"的区别，前者更强调遗传风险和环境风险的评估和高危人群的识别，以及高灵敏度检出微小病灶和对阴性人群的准确排除；后者更强调对具有肿瘤风险人群的辅助诊断。从评价指标角度，"早筛"侧重检测方法的灵敏度和阴性预测值（negative predictive value，NPV），即阴性人群中真阴性的比例；"早诊"侧重检测方法的特异性和阳性预测值（positive predictive value，PPV），即阳性人群中真阳性的比例。因此，自然人群肿瘤筛查需根据相关指南进行，CACA指南针对肺癌、食管癌、胃癌、大肠癌、乳腺癌及前列腺癌等肿瘤的筛查提出了对应的指导建议。

组织活检和影像学在肿瘤定位和定性上，作为早筛早诊的金标准有较大优势，并能鉴别肿瘤临床分期，不足之处在于对人体有伤害，特别是侵入性和放射性。同时，肿瘤的异质性也是这两项技术目前不能克服的重要问题。血清学检查（PSA除外）常不单独作为早筛和早诊的技术手段，而作为辅助或补充手段，与影像学检查联合用于肿瘤的早筛和早诊。液体活检具有高灵敏度和特异性特点，可多次取样、动态监测，且对人体微创或无创，随着液体活检技术不断进步，有望弥补传统筛查技术的不足，为肿瘤早筛早诊做出贡献。

目前基于液体活检的单癌种或多癌种早筛相关研究大部分聚焦于外周血肿瘤相关生物标志物的检测，例如CTC、cfDNA、mRNA、miRNA、蛋白质或代谢物等。《肺癌筛查与管理中国专家共识》（2019）推荐CTC作为肺癌筛查的新型标志物。相关研究报道，外周血中检测到CTC且胸部影像学检查阴性的研究对象，在随后的1~4年中，100%发现手术可切除的早期肺癌结节，CTC检测和胸部影像学检查均阴性的研究对象在随访中则未发现任何肺癌结节，该研究结果尚需进一步开展大规模临床验证。一项纳入620例受试者的前瞻性临床研究表明，CTC检测平台检出结直肠癌的敏感性达到86.9%。一部分研究者利用免疫微球技术与CTC多维度检测相结合，以期进一步提高CTC肿瘤早筛早诊的灵敏度和特异性。这些研究提示CTC检测有利于癌症的早期发现和诊断，联合传统的筛查手段有望进一步提高癌症诊断的效能。然而由于CTC本身的稀有性及异质性，利用CTC进行早筛和早诊在技术上尚存在一定的挑战和难度，是否能实现广泛的临床应用还有待更多临床数据支撑和探索。

肿瘤细胞中存在染色体数目异常的现象称为非整倍体。循环异常细胞（circulating genetically abnormal cell，CAC）是外周血中带有肿瘤特异性染色体异常的细胞。相关临床研究结果显示，通过荧光原位杂交技术鉴定外周血中3号（3p22.1/3q29）、10号（10q22.3/CEP10）染色体位点异常的CAC可实现肺结节良恶性判断和肺癌早期诊断。

基于cfDNA的肿瘤早检是目前的主流研究方向，包括循环肿瘤DNA（ctDNA）突变、DNA片段化（fragmentation）、DNA甲基化（methylation）及DNA染色质开放性。针对ctDNA突变的检测所能覆盖的测序位点有限，且无法实现肿瘤组织溯源，因此该方法仅在特定癌种中有较高的应用价值。肺癌、肠癌、肝癌、肾癌是目前液体活检肿瘤早检研究覆盖较多的癌种，针对ctDNA突变的检测方法在这些癌种中的应用价值表现不一，可通过联合其他组学技术来提高敏感性。已有多项临床研究用cfDNA片段组学进行单癌种早检的探索，涉及肺癌、肾癌、肠癌等。cfDNA片段组学的主流检测手段是低深度全基因组测序，其测序深度低、检测成本高、信号强度低等因素，限制了检测的敏感性及在临床的应用。cfDNA甲基化在癌症早检中的应用同样会受限于早期癌症的ctDNA含量，但在早期癌症中，相关的特异性甲基化位点众多，其改变有数量级上的优势，可以降低检测的下限。同时研究显示，DNA甲基化具有较高的组织特异性，相比基因拷贝数变异和突变具有更为准确的组织溯源能力，在多癌症早检中表现出较为理想的性能，成了早检研究目前的热点。目前国内外基于液体活检已经获批的检测，通常是基于PCR检测的单个或多个甲基化位点，用于单癌种的辅助诊断和早筛。

（一）肺癌

SHOX2、*RASSF1A*、*PTGER4*均是肺癌相关基因，研究表明肺癌患者血浆中3种基因启动子区域高度甲基化。基于PCR-荧光探针法的血浆*SHOX2/RASSF1A/PTGER4*基因甲基化检测已被NMPA批准用于疑似肺癌患者的辅助诊断。美国一项评估DELFI（DNA evaluation of fragments for early interception）用于肺癌筛查的性能，在特异性为80%的情况下，I期肺癌的敏感性在50%~60%之间；当DELFI与低剂量螺旋CT联合用于肺癌筛查，检测敏感性可显著提高。

（二）胃癌

抑癌基因 *RNF180* 和 *Septin9* 启动子区甲基化会导致这两个基因低表达或不表达。在胃癌患者血浆样本中甲基化的 *RNF180* 和 *Septin9* 基因含量特征性增高。基于 PCR 荧光探针法的首款血浆 *RNF180/Septin9* 基因甲基化检测试剂盒于 2020 年被 NMPA 批准用于胃癌家族史者或 40 岁以上胃癌高风险人群检测胃癌的辅助诊断。一项包含 680 例胃癌患者、702 例非胃癌患者的临床试验显示其灵敏度 61.76%，特异性 85.07%。

（三）结直肠癌

液体活检可用于结直肠癌的筛查，已有多项临床试验验证其效能。血浆 *Septin9* 甲基化位点检测已获得 FDA 批准，用于结直肠癌早筛，其敏感性和特异性分别为 63.9% 和 88.4%；但该技术在早期肠癌及癌前病变的敏感性较低，仅为 11.2%。国内有共识推荐血液 *Septin9* 甲基化检测用于依从性差或其他医学原因无法做肠镜患者肠癌的辅助诊断。另一项研究从回顾性队列中筛选出一独立甲基化位点（cg10673833），并在一个结直肠癌高危人群的前瞻性队列中验证其效能，结果显示该方法的灵敏性和特异性分别为 89.7% 和 86.8%，其临床应用价值有待进一步验证。

（四）肝癌

早期肝癌cfDNA释放入血信号最强，这使cfDNA成为早期肝癌筛查潜在的理想选择，在国外有基于ctDNA突变、甲基化、蛋白标志物等联合检测肝癌的试剂盒被批准进入美国突破性医疗器械审批通道。中国人群肝癌筛查包括HBV BCP区和preS区突变、非编码RNA miRNA和circ RNA均在单一研究中体现较高准确性，通过联合多种分子标志物进行检测可进一步提高准确性。一项纳入3793例乙肝表面抗原阳性患者的前瞻性队列研究显示，与腹部超声和AFP常规筛查相比，ctDNA突变、HBV整合AFP和DCP联合检测可提高肝细胞癌（hepatocellular carcinoma，HCC）检出率。一项包含1204例肝癌患者、392例慢性乙肝或肝硬化患者、958例健康对照的多中心肝癌5hmC诊断标志物的临床研究，基于高通量基因组测序，在训练队列中的灵敏度和特异度分别为89.6%和78.9%，验证队列灵敏度和特异度分别为82.7%和76.4%。上述研究的临床应用价值尚在进一步验证之中。

（五）其他肿瘤

液态活检在其他肿瘤早筛中的应用也在逐步进展

中。早前，利用实时荧光定量PCR检测人宫颈脱落细胞中 *ASTN1*、*DLX1*、*ITGA4*、*RXFP3*、*SOX17*、*ZNF671* 基因甲基化状态获得 NMPA 的批准应用于宫颈癌的辅助诊断。研究发现，基于两个尿液 DNA 甲基化位点 cg21472506 和 cg11437784 的膀胱癌早检模型，其敏感性和特异性分别为 90.0% 和 83.1%，其临床应用价值尚在进一步验证之中。

（六）泛癌种早筛

泛癌种早筛可以一次检测同时筛查多种癌症，避免了单癌种筛查累积假阳性的问题，并可提供准确的组织溯源结果，被认为是下一代癌症早筛技术的突破口。cfDNA甲基化应用于泛癌种早筛具有发生早、信号数量多和可组织溯源等优势，已有相当数量的临床研究结果，且实现了临床转化应用。美国循环游离基因组图谱（CCGA）研究发现，当设定 cfDNA 甲基化检测癌症信号的特异性为 99.5% 时，12 种预先指定的肿瘤（约占美国每年肿瘤死亡人数的 2/3）中 I~III 期的检测敏感性为 67.6%，组织溯源准确性为 88.7%。在后续的前瞻干预性研究中，PPV 为 38.0%，NPV 为 98.6%，预测单个或两个器官组织溯源的准确性为 97.1%。基于该项技术的临床检测服务已于2021年在美国上市，并于2022年被纳入美国商业保险。一项在2395例中国人群中进行的多癌种早筛病例对照研究检测了国内6种高发癌症（肺癌、食管癌、肝癌、胰腺癌、卵巢癌和结直肠癌），在最终的盲法独立验证队列中体现出较好的特异性和敏感性。

除了ctDNA甲基化检测技术，一些研究者将cfDNA突变情况与传统血清蛋白标志物或影像学检查联合进行多癌种研究。利用CancerSEEK检测，将16个高频基因突变与8个血清蛋白标志物结合，检测8种癌症（卵巢癌、肝癌、胃癌、胰腺癌、食管癌、结直肠癌、肺癌和乳腺癌）的整体特异性超过99%，Ⅰ～Ⅲ期敏感性为70%，组织溯源准确性为63%。在后续前瞻性、干预性研究中（DETECT-A），研究评估了16个高频基因突变与9个血清蛋白标志物联合PET-CT成像检测用于癌症早检的可行性，结果血液检测的特异性为98.9%，PPV为19.4%，但敏感性仅为27.1%，联合影像学检查后，特异性和PPV增加至99.6%和40.6%。基于全基因组测序的cfDNA片段化组学用于癌症早检，仍在临床探索阶段，涉及的癌症种类包括肺癌、肾癌、肠癌等。DELFI研究通过对cfDNA全基因组检测发现了癌症与健康人之间不同的 DNA 片段化模式，在 7 种癌症类型（乳腺癌、结直肠癌、肺癌、卵巢癌、胰腺癌、胃癌和胆道癌）中，特异性为98%，检测敏感性在57%~100%不等，组织溯源准确性为75%。

推荐意见：液体活检可以作为常规早筛项目的补充手段用于肿瘤早检。基于cfDNA甲基化的检测已有产品获批用于肺癌、胃癌、结直肠癌和肝癌等肿瘤的早筛。其他相关技术均处于研究阶段，其临床价值尚在进一步验证之中。

二、肿瘤伴随诊断

伴随诊断（companion diagnostics，CDx）是一种体外诊断技术，在用药前对患者进行测试以确定患者对药物的反应（疗效、风险等），从而指导用药方案选择和实施。伴随诊断试剂对采集自肿瘤患者的样本进行检测，结果可为患者使用控肿瘤药物的安全性和有效性提供重要信息，包括：确定最有可能从药物中受益的患者；确定该药物相关严重不良反应风险较大患者；确定已经过充分研究具备安全性和有效性的人群亚组等。伴随诊断在提高靶向药物疗效、治疗安全性及降低医疗成本方面发挥关键作用，是实现肿瘤精准医疗的基石。

基于ctDNA检测结果的临床治疗选择逐渐获得注册临床试验与真实世界研究证据支持，基于ctDNA的高通量测序技术（ctDNA NGS）被用于肺癌、乳腺癌、前列腺癌、卵巢癌等晚期实体肿瘤的伴随诊断被写入多个肿瘤国内外专家共识或指南建议，但仍需高级别证据支持其用于临床治疗决策的制定。

基于ctDNA的高通量测序国外有两款伴随诊断试剂上市，国内尚缺少类似伴随诊断产品获批上市，但国内多部专家共识和指南均推荐肿瘤患者可进行液体活检NGS检测。比如，《液体活检在临床肿瘤诊疗应用和医学检验实践中的专家共识》指出，检测患者ctDNA已知的部分或全部临床药物治疗靶点或耐药靶点，或发现患者基因未知突变、探索临床价值与相关机制时建议使用NGS方法；在组织无法获取时，可考虑采用其他样本比如肿瘤细胞学样本或血浆进行EGFR T790M检测；通过NGS技术对肿瘤组织或血液进行检测，可一次性确定具有临床意义的基因变异。

（一）基于ctDNA液体活检的肺癌靶向治疗伴随诊断

目前，基于实时荧光定量PCR技术的*EGFR*单基因液体活检伴随诊断试剂有Cobas EGFR Mutation Test v2和人类*EGFR*突变基因检测试剂盒（多重荧光PCR法）等，用于厄洛替尼、吉非替尼和奥希替尼等以*EGFR*为靶点的酪氨酸激酶抑制剂的伴随诊断。

基于高通量测序技术的肺癌液体活检试剂获得FDA批准有Guardant360 CDx（55基因）和FoundationOne Liquid CDx（324基因）等，国内有多家生物技术公司在开展相关伴随诊断产品的临床研究，但目前尚无产品获得NMPA批准。Guardant360 CDx（55基因）是首个基于高通量测序技术的ctDNA液体活检产品，不仅可以用于识别受益于奥希替尼治疗的*EGFR*突变（19Del/L858R/T790M）非小细胞肺癌患者，也可用于索托拉西布（*KRAS G12C*）或德喜曲妥珠单抗（*ERBB2*激活突变）的伴随诊断。Foundation One Liquid CDx（324基因）是另一款基于NGS技术的ctDNA液态活检产品，除被用于厄洛替尼、吉非替尼、奥希替尼等以*EGFR*为靶点的酪氨酸激酶抑制剂伴随诊断外，被批准用于阿来替尼（*ALK*重排）、卡马替尼（*MET*14号外显子跳跃突变）的伴随诊断。

除上述基因外，肺癌的其他常见驱动基因如*ROS1*、*RET*、*HER2*、*NTRK*等，国内外均有基于组织的伴随诊断产品上市，但尚无基于液体活检伴随诊断试剂。其他驱动基因虽已有相应靶向药物上市，但尚缺乏基于液体活检的伴随诊断产品。对不宜开展有创活检的晚期患者，或所获得的组织标本质量不佳，或标本量不足时需要开展基因变异检测时，可采用基于液态活检的 ctDNA NGS 检测技术，但应标明检测技术的局限性。

（二）基于 ctDNA 液体活检的结肠癌靶向治疗伴随诊断

结直肠癌患者应常规进行的分子检测为微卫星不稳定（MSI）/错配修复（MMR）检测及 *KRAS*、*NRAS*、*BRAF* 的突变检测和 *HER2* 扩增检测。以往上述分子检测都是基于肿瘤组织进行的，但在最新的 2022 年 NCCN v1 版结直肠癌诊疗指南中，分子检测的样本类型新增了血液样本，*KRAS/NRAS/BRAF* 的突变状态可以基于血液样本进行 NGS 检测，且晚期结直肠癌患者可根据血液 NGS 检测结果选择相应的治疗方案。这是 NCCN 指南首次推荐结直肠癌的血液检测结果与组织检测结果具有同等效力，可以作为后续治疗的选择依据。血液 *KRAS/NRAS/ BRAF* NGS 检测方法检出突变阳性的结直肠癌患者，与肿瘤组织检出 *KRAS/NRAS/BRAF* 突变阳性患者一样，不建议使用西妥昔单抗治疗。

（三）基于 ctDNA 液体活检的乳腺癌靶向治疗伴随诊断

BRCA 突变（包括 *BRCA1*、*BRCA2*）在乳腺癌患者中整体出现概率为 5%~10%，在遗传性乳腺癌患者中则为 20%~25%。目前有多个 PARP 抑制剂（PARP inhibitors，PARPi），如奥拉帕尼、他拉唑帕尼等用于治疗携带 *BRCA* 突变的 HER2 阴性转移性乳腺癌治疗。BRACAnalysis CDx 作为 FDA 批准的 PARPi 的伴随诊断试剂，可通过检测乳腺癌患者血液样本中的 *BRCA* 突变预测 PARPi 治疗效果。除了 PARPi 外，PI3K 抑制剂 Alpelisib 也被 FDA 批准用于治疗存在 PI3K 突变乳腺癌患者。FDA 还批准了 therascreen PIK3CA RGQ PCR Kit 作为其伴随诊断产品，以检测组织和/或外周血 ctDNA（液体活检）中的 *PIK3CA* 突变。

（四）基于 ctDNA 液体活检的卵巢癌靶向治疗伴随诊断

大约 15% 的卵巢上皮癌患者携带 *BRCA* 基因突变，近年来有如奥拉帕尼等多个 PARPi 被批准用于卵巢癌的治疗。在卵巢癌批准的液态活检伴随诊断产品中，

BRACAnalysis CDx被FDA批准用于奥拉帕尼和卢卡帕尼的伴随诊断，FoundationOne Liquid CDx被FDA批准作为卢卡帕尼另外一个伴随诊断产品。

（五）基于ctDNA液体活检的前列腺癌靶向治疗伴随诊断

前列腺癌是男性中第二常见实体瘤，也是肿瘤死亡第五大原因。目前两款PARPi被批准用于转移性去势抵抗前列腺癌（mCRPC）的治疗，分别是卢卡帕尼（适用于 *BRCA* 突变的mCRPC患者）和奥拉帕利（适用于 *HRR* 基因突变的mCRPC患者）。FoundationOne CDx作为奥拉帕利治疗mCRPC的伴随诊断试剂。目前奥拉帕利在中国尚未获批前列腺癌适应证，但此次FoundationOne CDx获批用于mCRPC患者接受奥拉帕利的伴随诊断，对于中国mCRPC患者的管理也具有重要的参考价值。

（六）基于ctDNA液体活检的肿瘤免疫检查点抑制剂伴随诊断

免疫检查点抑制剂（immune checkpoint inhibitors，ICIs）从根本上改变了驱动基因阴性肿瘤患者的治疗前景。基于肿瘤组织检测的PD-L1表达水平、肿瘤突变负荷（tumor mutation burden，TMB）、微卫星不稳定

（microsatellite instability，MSI）是肺癌及多种实体肿瘤接受 PD-1/PD-L1 免疫检查点抑制剂的主要疗效预测指标，其伴随诊断产品均已上市并成熟应用在临床中。基于 ctDNA 液体活检的 bTMB（blood TMB）和 bMSI（blood MSI）指标是新兴的生物标志物，已显示出对免疫检查点抑制剂疗效的预测价值，以此为基础的伴随诊断产品开发也将为肺癌及多种实体肿瘤患者增加免疫治疗获益机会。此外，血液中的一些生物标志物已被证实可用于预测 ICIs 疗效，如衍生型中性粒细胞/（白细胞-中性粒细胞）比率、循环外泌体 PD-L1（Exosomal PD-L1，exoPD-L1）蛋白表达、PD-L1 mRNA、可溶性 PD-L1（Soluble PD-L1，sPD-L1）等，但不同研究中心的结果不一致。同时也应注意，bTMB 和 bMSI 目前存在样本采集时间、基因覆盖范围、技术平台、测序深度和算法等诸多因素影响，ctDNA 收集、样本处理和自动化处理应使用标准化和临床验证的程序进行，以减少操作者的变异性和假阴性结果。

（七）基于 ctDNA 液体活检的肿瘤特异性建议

对于携带致癌基因的 NSCLC 患者，液体活检不仅可作为组织分析的补充，也可作为诊断时生物标志物评估和监测靶向治疗疗效的首选策略（血浆优先），血浆优先适用于在许多临床环境中识别靶向治疗的耐药机制。ctDNA检测的临床有效性使经过验证和足够灵敏的ctDNA检测可用于晚期肿瘤的基因分型，在肺癌、胃肠道肿瘤、乳腺癌、胆管癌及其他肿瘤的诸多前瞻性临床研究均证明使用液体活检指导治疗与组织活检具有相似价值。证据基础已经足够强大，可以认为临床重要性强的变异在指导治疗方面具有临床效用。

另外，除了ctDNA，CTC在肿瘤伴随诊断、治疗和监控等临床应用上也备受关注。例如：利用中国自主研发的TUMORFISHER纳米技术可以从血液中高灵敏度的获得CTC细胞，并可开展CTC上PD-L1的蛋白检测并定义cTPS指标和阈值，不仅可预测消化道癌和乳腺癌PD-1药物疗效，而且可以有效动态监测用药后的疗效。同时有研究表示CTC上的PD-L1蛋白检测在晚期非小细胞肺癌中的阳性率较组织检测更高，首次在临床上证明CTC上PD-L1可用于伴随诊断、疗效评估等方面。CTC下游检测技术的发展会拓展到伴随诊断和肿瘤全流程诊疗过程中，进行免疫治疗用药人群筛选以及疗效评估等指导。通过CTC细胞上的PD-L1、HER2、AR-V7、

CLDN18.2等蛋白检测来进行伴随诊断，判断药物是否适用于患者。

推荐意见1：对拟接受靶向治疗且组织或细胞学样本难获得的非小细胞肺癌、结直肠癌、乳腺癌、卵巢癌和前列腺癌等实体瘤患者，可应用基于液体活检结果对患者进行分层管理和指导药物选择。

推荐意见2：对拟接受免疫治疗且组织样本难获得的实体瘤患者，基于液体活检的免疫治疗生物标志物如bTMB、bMSI、sPD-L1、exoPD-L1和PD-L1 mRNA，或CTC PD-L1表达还在研究阶段，仅供临床参考，须结合其他临床指征选择合适治疗方案。

三、肿瘤预后判断

（一）ctDNA在肿瘤预后判断中的应用

采用肿瘤标志物和影像学等传统方法评估分子靶向和免疫检查点抑制剂治疗疗效时无法动态反映肿瘤特征性分子演化，由于ctDNA的半衰期短及非侵入性重复采样可能性，血液ctDNA允许在治疗期间实时监测疾病。大量研究表明，ctDNA动力学与治疗反应相关，并可能比临床/影像学检测更早地识别出反应。在多种不同的肿瘤类型和治疗类型（化疗、靶向治疗和免疫治疗）中，对治疗有反应者在开始治疗的几周内ctDNA水平降低。应注意的是，在开始细胞毒性治疗后几天，ctDNA水平可能会短暂升高，可能反映了短暂的释放增加。除此之外ctDNA甲基化可在肿瘤发生的早期被检测到，而且具有较好的稳定性。通过ctDNA甲基化检测技术可对一些体液，如唾液、尿液、痰液等不同生物样本进行不同类型癌症基因甲基化状态的检测。ctDNA高甲基化在癌症临床预后监测中也具有巨大潜力。

1.肺癌

在EGFR阳性NSCLC的靶向治疗中，EGFR敏感突变早期清除可用于预测EGFR-TKI疗效。一项动态监测ctDNA预测NSCLC临床治疗疗效的真实世界研究发现，基线ctDNA含量越高或变异数量越多，预示OS越短（治疗后ctDNA清除的患者PFS和OS更长），而且ctDNA也是与治疗类型和评估时间点无关的独立预后因素。接受免疫检查点抑制剂治疗的晚期NSCLC患者，ctDNA响应（降低>50%）与影像学评估的疗效吻合，且与PFS和OS更好相关，其中治疗后5~9周早期影像评估为病灶稳定的患者，ctDNA评估为响应的患者中位OS显著延长。受体型蛋白酪氨酸磷酸酶D（protein tyrosine phosphatase receptortype D，PTPRD）在多种肿瘤中表达失活，在非鳞 NSCLC 中 PTPRD 磷酸酶结构域发生缺失性突变时，二线治疗能更多从阿特珠单抗中获益，并且 PTPRD 是独立的预后因素，且不依赖 TMB 和 PD-L1 表达或（和）*TP53*、*EGFR*、*KRAS* 基因突变状态。在晚期 NSCLC 中，ctDNA 动力学可对影像学稳定的疾病患者进行分层，区分对免疫治疗有反应或无反应的患者。研究发现，肺癌患者 *APC*、*RASSF1A*、*MGMT*、*CDKN2A/p16* 基因甲基化水平与化疗效果和耐药相关，*APC*、*RASSF1A*、*SPF* 基因的甲基化状态可以预测肺癌患者进行铂类药物化疗后的预后情况。

2. 结直肠癌

在转移性结直肠癌中，一项前瞻性试验表明，一线化疗第 2 周期后 ctDNA 下降 10 倍与 PFS 相关；另一项研究表明，1~2 个周期化疗后 ctDNA 浓度的变化预测了治疗反应和 PFS。在胃肠道恶性肿瘤中，化疗 4 周后 ctDNA 降低比癌胚抗原（CEA）更有效地预测部分反应和临床获益，敏感性分别为 60% 和 24%。监测结直肠癌患者的 ctDNA 水平可以比传统的肿瘤标志物或放射诊断更早地显示疾病复发和对治疗的反应，术后可检测到 ctD-

NA 水平的患者与没有 ctDNA 的患者在无复发生存率方面存在显著差异。采用基于 ctDNA 的液态活检策略检测 *RAS*、*BRAF*、*HER2*、*EGFR*、*TP53*、*PIK3CA*、*APC*、*MET*、*GNAS* 等基因突变，以及评估微卫星不稳定性，对结直肠癌的分子诊断、预后判断和个体化用药指导具有重要意义。通过检测结直肠癌患者术后血浆 ctDNA 中 *APC*、*TP53* 和 *KRAS* 等基因突变情况来判断肿瘤复发，其灵敏度和特异性均可达 100%，*TAC1*、*Septint9* 甲基化的增量动态变化，以及 *BCAT1*、*IKZF1* 甲基化联合检测在预测结直肠癌复发的灵敏度上明显优于 CEA 检测。

3. 乳腺癌

在转移性乳腺癌中，ctDNA 比标准血清标志物（如癌症抗原15-3，CA15-3）提供了更高的准确性。ctDNA 动力学与化疗、内分泌和靶向联合治疗的无进展生存期（PFS）相关。ctDNA 水平与进展期乳腺癌生存结果密切相关，除了 ctDNA 水平，cfDNA 拷贝数量改变（<2 vs ≥2）也被发现对 PFS 和 OS 有关。术后 ctDNA 监测同样能够准确区分是否出现远处复发，并且比临床诊断疾病复发平均早数月。发现新辅助化疗前基线 ctDNA 能够预测患者的复发风险，这提示基线 ctDNA 可作为三阴性乳腺癌患

者升级或降级（新）辅助治疗策略的有效临床决定因素。ctDNA可以作为各种药物反应的生物标志物，如帕博昔布、氟维司群、贝伐单抗和曲妥珠单抗，ctDNA水平及特定基因与治疗效果具有相关性。在化疗3个月后出现耐药的三阴性乳腺癌患者中，*PIK3CA*、*TP53*、*NOTCH2*、*MLL3*和*SETD2*基因的突变频率显著增加，ctDNA也被发现比标准成像更早地反映了由于这种耐药性而导致的疾病进展。

4. 前列腺癌

在转移性激素抵抗前列腺癌中，ctDNA水平降低与PSA降低超过30%相关。TOPARP-A研究也发现，接受PARP抑制剂治疗的晚期前列腺癌患者ctDNA降低与OS相关。研究发现所有前列腺患者的治疗进展过程中，均能通过ctDNA检测到与原发性耐药相关的突变和拷贝数相关变化，包括*AR*扩增、*RB1*、*MET*、*MYC*、*PI3K*和*CTNNB1*突变。NCCN指南（2022-v1版）建议评估转移性前列腺癌患者中肿瘤同源重组DNA修复基因的改变，并指出当活检无法进行组织学和分子评估时，ctDNA检测是一种替代选择，以便指导后续的治疗。

5.泛肿瘤

越来越多的证据表明，跟踪接受转移性癌症免疫检查点抑制剂患者的连续血浆样本中ctDNA水平的变化可以评估预后和治疗获益。在对免疫检查点抑制的泛癌分析中，评估了近1000名接受免疫检查点阻断治疗的局部晚期/转移性肿瘤患者，治疗时ctDNA动力学似乎可预测跨肿瘤类型的免疫治疗的长期获益。通过对连续ctDNA的分析可以早期识别具有分子反应的患者，这与RECIST反应相关，并改善了最初放射学稳定疾病患者的生存率。监测ctDNA水平的临床应用可能是区分PD-1和PD-L1治疗临床放射学是真进展或伪进展，这在5%~10%接受免疫治疗的患者中观察到。但在近期一项黑色素瘤合并脑转移免疫检查点抑制剂治疗研究中发现，血浆ctDNA分析并不能很好地监测颅内病灶疗效，这提示血脑屏障对ctDNA检测的不利影响。

（二）CTC在肿瘤预后判断中的应用

CTC的预后价值已被广泛研究。CellSearch是唯一经FDA批准用于临床CTC检测的系统。基于CellSearch，CTC是独立的预后因素，其他CTC检测系统的研究也获得了类似结果。CellSearch CTC计数阳性的临界值为≥5

个/7.5 mL，通常表明预后较差。研究认为CTC计数增加与转移和肿瘤侵袭可能性较高相关。此外，基线CTC水平升高与生存率降低有关，CTM的存在通常预示预后较差，CTC计数增加或在治疗期间未能清除CTC也是预后不良因素。许多研究发现，CTC的分子表型具有很强预后价值。上皮细胞-间充质转化（EMT）和细胞干性是临床研究CTC的主要分子表型。具有间充质表达的CTC或干性CTC与生存率较差相关。其他分子标志物表达，如 *EGFR*、*KRAS*、*BRAF*、*PIK3CA* 基因突变，*ALK*、*ROS1* 基因重排，HER2、CD47表达，PD-L1分型检测也具有预后及用药指导的意义。此外，一些研究发现CTC的动态变化可能在肿瘤进展的漫长过程中作为替代的预后生物标志物，连续CTC分析可进一步将预后不良患者分层为不同预后亚组。鉴于单细胞水平测序技术的可及性和快速发展，可以预期，在未来CTC的基因组/转录谱可能提供更全面的生物学信息，成为出色的预后标记。外周静脉血是目前最常使用的CTC检测样本类型。由于循环系统中不同部位CTC之间存在明显的细胞分布和生物学特征的空间异质性，其在提示转移和复发方面的临床价值也不尽相同。临床医生应根据患者治疗周期、治疗方案、研究目的等实际情况选择相应的采血部位和采血时间点，但建议治疗或研究的全过程中样本采集条件相对固定，以便于后续结果的解释。

1. 乳腺癌

CTC检测对乳腺癌预后判断及疗效评价具有重要价值。一项针对6825例乳腺癌患者的Meta分析表明，CTC计数对早期乳腺癌（PFS，HR=2.86；OS，HR=2.78）和转移性乳腺癌（PFS，HR=1.78；OS，HR=2.33）均有良好预后价值。转移性乳腺癌患者任何时间检测出CTC≥5个/7.5 mL（Cellsearch平台）均预示不良预后（FDA批准的应用），治疗期间CTC数目的升高提示疾病再次进展。此外，AJCC指南中提出早期乳腺癌患者CTC≥1个/7.5 mL提示预后不良。然而，早期乳腺癌患者CTC检测阳性率较低，相关应用仍有待前瞻性、大规模临床试验验证。内分泌治疗和生物靶向治疗是乳腺癌治疗的重要手段，其选择依据为原发肿瘤组织中ER、PR及HER2的表达状态。研究发现，原发肿瘤细胞与CTC的受体表达状态并非完全一致。对CTC检测HER2阳性的患者进行曲妥珠单抗治疗后，部分患者CTC中HER2表达消失；与未检出CTC或CTC中HER2阴性的患者相比，CTC中HER2阳性的患者PFS更短。另一项研究表明，原发肿瘤中激素受体表达阴性而CTCs表达阳性的患者可能也会从内分泌治疗中获益。因此，分析乳腺癌CTC的分子特征有利于制定精准的个体化治疗方案，从而提高乳腺癌患者的预后。中国临床肿瘤学会（CSCO）推出的《乳腺癌诊疗指南》（2022年版）推荐了CTC在肿瘤预后评估中的应用。

2. 前列腺癌

CTC检测在进展和转移性前列腺癌的临床应用中得到广泛认可，高CTCs计数水平与不良预后、较短生存期密切相关。基于Cellsearch平台研究表明基线CTC≥5个/7.5 mL的mCRPC患者与CTC<5个/7.5 mL的患者相比生存期显著缩短，且化疗后CTC由≥5个/7.5 mL下降至<5个/7.5 mL的患者预计生存期从6.8个月明显延长到21.3个月，反之生存期从26个月缩短到9.3个月。此外，多中心临床研究表明CTC-雄激素受体变异体7（androgen receptor variant 7，ARV7）阳性与mCRPC新型内分泌治疗（阿比特龙/恩杂鲁胺）耐药有关，基线CTC-ARV7阳性与mCRPC新型内分泌治疗后更短的PFS及OS独立相关。前列腺癌NCCN指南（2021-v2版）推荐CTC-

ARV7检测用于辅助 mCRPC 阿比特龙/恩杂鲁胺治疗方案的选择。

3.结直肠癌

CTC检测可作为选择结直肠癌治疗方案时的重要补充，CTC数量的变化亦可作为评估诊疗效果的重要指标。研究发现，基线CTC≥3个/7.5 mL提示结直肠癌5年生存率较低，治疗效果也较差；如治疗后CTC水平下降（<3个/7.5mL），则预后较好。治疗后CTC明显降低者，无瘤生存期与总生存期都有所延长，提示CTC数量与结直肠癌患者远处转移关系密切，可用于判断术后复发的风险性。CTC对结直肠癌患者发生远处转移的警示比血清肿瘤标志物（CEA）早约1年，肿瘤进展与CTC阳性率成正比。治疗过程中CTC动态变化与结直肠癌患者治疗后6个月的影像学检查结果高度相关，表明CTC可比影像学更早评估疗效。CTC在结直肠癌中分离和富集后，能检测到 KRAS 和 BRAF 热点存在，可以用于预后和用药指导；而EpCAM、PD-L1、LGR5等可作为结直肠癌预后的CTC检测标志物。《循环肿瘤细胞检测在结直肠癌中的应用专家共识》《液体活检在临床肿瘤诊疗应用和医学检验实践中的专家共识》等均推荐了CTC在

结直肠癌复发早期预警和预后的应用。

4. 肝癌

CTC（包括CTM）检测对肝癌的预后有重要意义，CTM有较高的风险栓塞周围血管，可增加肿瘤细胞向靶器官外渗和增殖的机会。CTC阳性的HCC患者较阴性患者OS和DFS明显缩短，虽然CTC阳性阈值的界定仍有争议，但检测到的CTC越多，患者的预后就越差。CTC/Treg（调节性T细胞，Treg）水平较高的患者术后发生HCC复发的风险显著升高；cfDNA水平与DFS和OS呈负相关，并可能作为HCC复发和肝外转移的一个独立的预后因素。监测肝癌患者治疗前后CTC数量的变化可辅助临床医师评估疗效和调整治疗方案。有研究发现，超过米兰标准的患者CTC数量和阳性率均明显高于在米兰标准内患者，表明CTC检测有助于肝移植病例的筛选和评估。并且CTC的个体图谱可能有不同的临床特征，这可能有助于预测治疗结果，并有可能辅助选择适当的治疗方法。

5. 肺癌

叶酸受体阳性（folate receptor，FR）循环肿瘤细胞（FR+CTC），作为一种非侵袭性手段，用于辅助肺腺癌淋巴结转移风险和预后的早期判断，以选择合适的手术方式。通过与其他临床风险因素（如肿瘤大小、白细胞绝对数、单核细胞绝对数、CA15-3和CEA水平）结合，术前FR+CTC计数可用于预测肺腺癌的淋巴结转移风险进行个性化预测，更精准的选择术中淋巴结清扫方案。一项入组了86例临床分期Ⅰ-Ⅱ期肺癌患者的多中心临床研究通过手术前后FR+CTC检测证实胸部手术中采用先断静脉相比先断动脉可减少肿瘤细胞扩散入血，术中先断动脉是引起术后CTC水平上升的独立风险因素。同时，对于所有临床分期NSCLC来说，基线CTC数量小于5的患者的PFS和OS明显较好。通过Cellsearh法检测NSCLC的CTCs计数的降低与放射性治疗的疗效具有相关性。多个研究提示肺癌预后与CTC阳性率呈负相关性。

（三）外泌体在肿瘤预后判断中的应用

外泌体是细胞外囊泡一个重要的亚群，为直径40~100 nm的膜性囊泡状小体，除了脂质成分外，还含有与细胞信息相关的蛋白质、各类核酸（如mRNA、miR-NA、ncRNA、lncRNA等）。其在血液、体液广泛分布，检测外泌体标志物，能够实时动态地反映肿瘤细胞的状态。《外泌体研究、转化和临床应用专家共识》认为，相对于ctDNA和CTC，外泌体具有两方面优势：一是含量丰富，几乎所有体液样本都含有外泌体；二是稳定性较好，得益于磷脂双分子层的保护，外泌体内含物较为稳定。通过外泌体检测，对包括乳腺癌、胃癌、胰腺癌、直结肠癌、前列腺癌、肝癌、肺癌、口腔鳞癌、膀胱癌等肿瘤的预后辅助判断、预测耐药和监测抗癌治疗中发挥一定作用。外泌体目前被视为新兴有潜力的液体活检策略，目前暂时没有公认的"金标准"，且可能有其他来源的亚群干扰，仍需要大量实验进一步验证。

（四）非编码RNA在肿瘤预后判断中的应用

非编码RNA（non-coding RNA，ncRNA）长期以来一直被认为是非功能性的"垃圾"，但在过去的十年中，越来越多的证据发现它们的表达水平在多种癌症中经常出现"失调"，因此有巨大潜力作为新兴的癌症生物标志物。其中microRNAs（miRNAs）为一种表观遗传学调控基因转录的小非编码RNA的亚类，已经成为开发癌症患者液体活检生物标志物的研究最充分的底物之一，而环状RNA（circRNA）被认为与介导化疗靶向耐药相关，长链非编码RNA（lncRNAs）也被证实了其作为肿瘤筛查和预后预测的无创生物标志物的临床价值。高通量测序技术的出现使多种癌症中各种非编码RNA表达谱的全面分子表征成为可能，作为肿瘤预后及耐药评估具有巨大的潜力，但是ncRNA检测目前仍属于的实验室技术，过渡到临床实际应用还有许多关键性问题。

推荐意见1：液体活检适用于无法获取组织学标本的、需要治疗的中晚期肿瘤患者。

推荐意见2：ctDNA可以辅助用于肿瘤的预后早期预警、治疗效果监测、耐药机制研究及用药参考；CTC可以辅助用于临床肿瘤预后评估，在疗效监测及耐药评估、用药指导方面有一定参考作用；但是考虑不同检测技术对结果的影响，建议使用指南或规范推荐的检测技术，结果需要更多的大型Ⅲ期临床研究来验证。

推荐意见3：外泌体、非编码RNA等其他液体活检方法，在临床上评估肿瘤预后及耐药机制上具有巨大的潜力，但是目前仍处于科研探索阶段。

四、肿瘤MRD检测

（一）肿瘤MRD的概念

肿瘤微小残留病灶（minimal residual disease，MRD）的概念源于血液肿瘤，是指经诱导化疗获完全缓解后或是骨髓移植治疗后，体内仍残留有少量肿瘤细胞的状态。这一概念延伸到实体肿瘤，即肿瘤患者进行根治性手术后或药物治疗达到完全缓解后，用影像学或常规实验室方法未能检测到肿瘤病灶的存在，而可以用分子生物学方法在血液等体液中检测到肿瘤细胞或肿瘤特异核酸分子（如游离肿瘤DNA，ctDNA），从而提示残留病灶的存在，因此在实体瘤中，MRD也称分子残留病灶（molecular residual disease）。MRD被认为是肿瘤转移及复发的高风险预测因素。本节仅论述实体瘤MRD检测策略及临床应用场景，并指出目前MRD临床应用的局限性。

推荐意见：本章节中微小残留病灶（MRD）是指实体肿瘤患者进行根治性手术或综合治疗达到完全缓解后，在体液样本（如血液）中检测到残留的肿瘤细胞或肿瘤特异核酸分子，因此MRD也称分子残留病灶。

（二）实体瘤MRD检测策略

用于MRD检测的液体活检技术对检测灵敏度和特异性要求高，常规基因检测技术的低灵敏度是制约液体活检应用于MRD检测的主要限制因素。目前MRD检测技术主要包括高灵敏PCR技术平台、NGS技术平台及一些新兴检测技术，检测的靶点以基因突变为主，DNA甲基化等其他标志物也具有较好的应用潜力。

1. 基于PCR技术平台的肿瘤MRD检测

基于PCR的检测技术利用基因突变序列进行检测设计，分析灵敏度高（变异等位基因频率≥0.01%），但检测位点通量低，所以主要应用于特定已知位点相关的疗效跟踪和耐药监测等有限的临床场景。基于高灵敏PCR技术平台的肿瘤MRD检测技术主要包括Cobas-PCR和数字PCR技术。

现有证据表明Cobas-PCR技术可评估*EGFR*突变阳性肺癌患者靶向治疗后ctDNA中残留的*EGFR*基因突变状态，用以评估药物疗效。研究证据表明在预先通过NGS检测肿瘤组织基因变异的基础上，可以利用dPCR技术检测ctDNA中的MRD状态，指导Ⅱ~Ⅲ期结直肠癌术后复发风险预测。

基于高灵敏度PCR平台的MRD检测应以监测明确的原发灶驱动基因变异位点为主。而对于非驱动基因突变阳性，或者无热点驱动基因变异的肿瘤，不推荐使用PCR技术进行MRD监测。建议高灵敏度PCR技术应用于临床MRD监测之前，开展大样本前瞻性临床研究，以证实其在检测不同实体瘤ctDNA样本中MRD状态的临床敏感性、特异性和预测价值。

2.基于NGS技术平台的肿瘤MRD检测

NGS技术用于检测ctDNA中的MRD，主要分为肿瘤组织先验和肿瘤组织未知两种策略。

（1）肿瘤组织先验分析（tumor-informed assays）。肿瘤组织先验（tumor-informed）策略首先需要对患者的肿瘤组织进行高通量测序（以WES为主），确定每位患者的肿瘤特异突变，并且选择一定数量的高丰度的躯干突变（truncal mutations），定制个性化panel（通常只包括16~50个肿瘤特异突变），最后在患者血浆ctDNA中检测这些突变。肿瘤组织先验策略因检测突变靶点少，大幅降低了由于技术和生物背景（比如克隆性造血）导致的假阳性风险。也因此可以进行极高深度（>100 000×）的测序，提高检测的灵敏度。代表性的产品包括Signatera™ MRD检测产品。国内也有公司在研发个性化panel结合部分常见热点突变进行ctDNA检测，在少量提升检测成本情况下，可以获得更多的肿瘤突变信息。在肺癌等驱动基因突变参与度高，且靶向药选择较多的癌症，此类策略具有更好地指导临床治疗的优势。

肿瘤组织先验策略在结直肠癌、非小细胞肺癌、乳腺癌和膀胱尿路上皮癌的前瞻性、多中心队列研究中显示了对肿瘤术后复发或转移风险预测的临床有效性，并且对结直肠癌和非小细胞肺癌术后辅助治疗疗效也有明确的预测效能。ctDNA检测进入2021-v2版NCCN结肠癌指南，用于辅助临床进行术后辅助治疗决策和复发/转移风险评估。

（2）肿瘤组织未知分析（tumor agnostic assays）。肿瘤组织未知分析又被称为"tumor-naïve assays"，采用固定的突变panel，无须预先获取患者肿瘤组织进行测序，所以可以大幅简化流程、降低成本及缩短患者MRD状态评估周期。在制定患者辅助治疗的决策过程中，辅助治疗的延迟可能会降低治疗疗效，因此快速评估患者MRD状态，从而尽早进行临床决策也十分重要。肿瘤组织未知分析代表性的产品如Guardant Reveal™ MRD检测产品。

Guardant Reveal™采用固定化的panel检测ctDNA甲基化和基因组突变，同时过滤克隆性造血导致的非肿瘤突变。

推荐意见：基于NGS平台的ctDNA-MRD检测，建议选择经过前瞻性临床研究验证的技术辅助结直肠癌和非小细胞肺癌临床实践。建议基于上述技术开展更多前瞻性临床研究（包括干预性研究）以验证其在其他实体瘤中的临床检测效能和临床意义。

3.其他肿瘤MRD检测技术

近年来肿瘤液体活检技术发展迅猛，除上述较为成熟的MRD检测方案外，还有包括甲基化检测、循环肿瘤细胞（circulating tumor cell，CTC）检测等。

（1）肿瘤组织和ctDNA同检策略。该策略同时对肿瘤组织样本进行全外显子测序及对患者血浆ctDNA进行固定panel深度靶向测序，整合两种样本的数据，通过生信算法判断MRD状态。这类技术的固定panel一般采用热点突变，在一定程度上简化了流程。但是由于肿瘤患者个体差异，在一部分患者中可能不存在固定panel中的任何突变。增加固定panel涵盖的热点突变数目则会导致测序成本提升。目前如Safe-SeqS及国内多个MRD检测产品都基于这一策略。多个前瞻性临床研究数据显示，该策略在非小细胞肺癌和结直肠癌术后复发或转移风险预测和辅助治疗分层中具有明确的临床指导效能。

（2）ctDNA甲基化检测。与其他的生物分子标志物相比，DNA甲基化修饰通常在肿瘤早期就开始出现，而且肿瘤组织DNA甲基化在大量基因区域通常保持较好的一致性，并具有组织和癌种间的特异性，可用于不明位置原发性癌症的组织溯源。肿瘤特异性ctDNA甲基化检测在手术或其他根治性治疗后肿瘤MRD检测中有潜在的应用价值。如血浆*Septin9*基因的甲基化水平检测在辅助结直肠癌和食管癌诊断中有较好的灵敏度和特异性，并已有获批试剂盒用于结直肠癌的辅助诊断。用于评估术后ctDNA甲基化检测在指导辅助化疗中的应用价值的前瞻性临床试验正在进行。通过多重PCR或NGS检测多个ctDNA甲基化位点可以提高MRD检测的灵敏度。

（3）CTC检测。CTC作为一种目前已被广泛研究的液体活检技术，在肿瘤筛查、诊断、复发监控、药效评估等领域已有较多探索。2010年，美国癌症联合委员会AJCC制定的《AJCC肿瘤分期指南》（*AJCC Cancer Staging Manual*）中，已把CTC列入TNM分期系统，作为一个新的远端转移（M分期）标准，列为cM0（i+）分期，出现在M0和M1之间。2017年，NCCN指南（乳腺癌）2017-v3版也正式引入cM0（i+）分期。2018年更新的

AJCC第8版乳腺癌分期系统中，除补充cM0（i+）分期外，更进一步明确了CTC检测在乳腺癌预后评估中的价值（晚期患者CTC≥5个/7.5 mL、早期患者CTC≥1个/7.5 mL外周血提示预后不良，证据水平为Ⅱ级）。CTC检测于2018年被写入《循环肿瘤细胞检测在结直肠癌中的应用专家共识》，推荐CTCs检测可辅助预测术后复发风险，结直肠癌术后前2年，每3~6个月复查1次CTCs；3~5年，每6个月复查1次CTCs；5年后，根据情况决定是否需要继续行CTCs检测。但是，一般认为CTC含量远低于ctDNA，CTC检测肿瘤MRD的灵敏度仍值得商榷，其在肿瘤MRD检测中的应用价值也有待更多前瞻性临床研究予以证实。

（4）其他技术。此外，也有一些新兴技术联合传统经典技术进一步提高MRD检测准确性的研究报道，例如基于杂交和标签纠错的ctDNA突变检测、采用离子半导体测序进行高灵敏ctDNA突变检测、利用引力缩聚金纳米颗粒和催化walker DNA的ctDNA检测，以及阻断剂置换扩增（blocker displacement amplification，BDA）Sanger方法检测ctDNA中低频率变异等等。

（三）肿瘤MRD检测的临床应用场景

1. MRD检测用于指导实体瘤术后复发或转移风险评估

MRD阳性显示根治性手术后隐匿性微转移或微小残留病灶的存在，这是术后复发或转移的潜在原因。在结直肠癌和非小细胞肺癌中，大量国际和国内前瞻性临床研究结果表明术后关键时间点检测（如术后1月内等）ctDNA，有助于提前预警复发或转移风险：ctDNA阳性患者复发或转移风险较阴性患者显著升高。基于ctDNA的MRD评估已被写入了2021年结肠癌NCCN指南（v2）和2020年美国国家癌症研究所（NCI）结直肠工作组白皮书中。《2022年CSCO结直肠癌诊疗指南》首次在非转移性结直肠癌患者的随访中提到ctDNA动态监测有助于提前预警术后复发转移，但目前仍缺乏足够的证据支持ctDNA动态监测常规用于术后随访并指导治疗。中国的LUNGCA研究结果提示ctDNA-MRD阳性的非小细胞肺癌患者术后复发风险较阴性患者显著升高，《非小细胞肺癌分子残留病灶专家共识》推荐可手术早期非小细胞肺癌患者根治性切除术后每3~6个月进行一次MRD检测，MRD阳性提示复发风险高，需进行密切随访管理。

推荐意见：可手术 I ~ III 期结直肠癌和非小细胞肺癌根治性切除术后，ctDNA-MRD 阳性提示高复发或转移风险，建议密切随访管理。

CtDNA-MRD 检测在乳腺癌和膀胱尿路上皮癌术后复发或转移风险评估中也有少量的前瞻性研究数据，提示 MRD 阳性患者存在高复发风险。可以预见 MRD 作为实体瘤术后复发或转移风险预测标志物的广阔应用前景，但也需要更多大规模前瞻性临床研究结果的支撑。

推荐意见：建议基于 ctDNA-MRD 开展可手术乳腺癌、尿路上皮癌等实体瘤根治术后复发或转移风险预测的前瞻性临床研究，提供更多高等级循证医学依据。

2.MRD 检测用于指导术后个体化辅助治疗

MRD 另一个重要的临床应用是帮助患者选择最精准的辅助治疗策略。例如：MRD 阳性，但是传统临床病理分期为复发低风险的患者，是否需要辅助治疗甚至强化辅助治疗方案；MRD 阴性，但是传统临床病理分期为高复发风险的患者，是否可以减少甚至不需要辅助治疗。在节约大量医疗资源、降低非必要辅助治疗的同时，获得非劣，甚至更佳的治疗效果。目前国内外已有前瞻性临床研究证明了 MRD 在结直肠癌和非小细胞肺癌辅助治疗决策分层中的预测价值。CtDNA-MRD状态对Ⅰ~Ⅲ期结直肠癌术后辅助治疗决策分层具有明确指导价值，辅助治疗能够显著延长MRD阳性患者无复发生存期；针对Ⅱ期结肠癌患者的前瞻性DYNAMIC研究显示：以MRD为指导的Ⅱ期结肠癌治疗方案降低了接受辅助治疗患者的比例约50%，而无复发生存期则没有变差。对于MRD阴性的Ⅱ~Ⅲ期患者，根据临床实际情况或许可以考虑对辅助治疗"做减法"，但是此类应用存在一定的风险，需谨慎使用。我国两项基于ctDNA-MRD状态指导Ⅰ~Ⅲ期非小细胞肺癌术后辅助治疗分层的研究结果证实：MRD阴性的患者无法从辅助治疗中受益；而根治术后辅助治疗前MRD阳性的患者，辅助治疗可以显著改善其无病生存期。

推荐意见：Ⅰ~Ⅲ期结直肠癌和非小细胞肺癌患者根治术后，ctDNA-MRD状态对辅助治疗疗效具有预测价值，MRD阳性患者可能从辅助治疗中获益。

（四）肿瘤MRD活检的思考和展望

CtDNA-MRD检测是肿瘤精准医学的前沿之一，也可能是继伴随诊断之后临床应用的下一个风口，将ctDNA-MRD检测纳入到实体肿瘤诊疗，未来有可能显著改善治疗疗效和患者生存率。因此，我们应进一步积极推进基于中国患者的临床队列，开展前瞻性、干预性研究来验证MRD检测的技术指标要求和临床价值。

1.前瞻性、干预性临床研究

MRD检测的阳性阈值、阳性预测值、阴性预测值和实际的临床需求紧密相关，必须通过前瞻性观察性和干预性研究进行确定。在术后化疗"做加法"的场景下，即对MRD阳性的患者，包括常规临床病理低风险患者（现有指南不推荐辅助治疗）进行辅助治疗。这时候阳性阈值的划定优先考虑高阳性预测值。反之，在术后化疗"做减法"的场景下，阳性阈值的划定优先考虑高阴性预测值。目前基于单个时间点（如术后1个月内）的检测技术普遍不能达到很高的临床灵敏度，阴性预测值不够高，所以"做减法"的临床应用更需要审慎。

2.灵敏度和特异性

我们需要对MRD检测的临床灵敏度和分析灵敏度、临床特异性和分析特异性进行区分。显而易见，临床灵敏度和临床特异性是真正决定临床应用价值的指标。如上所述，需要在临床研究中进行验证。而分析灵敏度，通常使用LoD等指标进行展示，则需要谨慎对待。很多产品宣传具有0.01%，甚至0.001%的LoD，事实上，在有限的游离DNA量情况下，比如常见的3000~15 000拷贝数的总游离DNA，0.01% LoD已经达到了单个拷贝DNA的灵敏度极限。在此类情况下，分析灵敏度可能使用绝对拷贝数来进行表述，更为合适。

3.检测时间点和持续动态监测

MRD检测有两个重要时间窗口，手术后1个月内及辅助治疗结束后。对于第一个时间窗口，检测时间点的前移可以尽早指导确定辅助治疗方案。目前主流技术主要采用术后1个月左右的时间点进行检测，客观上延迟了辅助治疗时间。术后3~7 d内，可能存在较多的背景cfDNA干扰，影响检测的灵敏度和特异性。这些问题仍需进行研究。基于肿瘤组织和ctDNA同检策略的技术、基于DNA甲基化的检测技术在检测时间点的提前方面值得探索。

在持续动态监测方面，肿瘤的克隆进化可能导致不同阶段不同部位的肿瘤细胞存在较明显的基因突变谱的差异。肿瘤组织先验技术根据原发灶的基因变异信息定制的MRD检测panel可能无法实时监测肿瘤克隆进化过程中分子特征的变化，可能会导致灵敏度的降低。

4.其他体液样本

从临床角度来看，基于血液的ctDNA检测在患有腹膜转移或脑转移的癌症患者中也可能因为各自的基于血液的屏障而导致MRD检测的准确性下降。基于其他体液（脑脊液、腹水、胸腔积液等）中使用ctDNA检测的创新策略有待进一步研究。

参考文献

1.樊代明.中国肿瘤整合诊治指南（CACA）.天津：天津科学技术出版社，2022.

2.樊代明.整合肿瘤学·临床卷.北京：科学出版社，2021.

3.樊代明.整合肿瘤学·基础卷.西安：世界图书出版社，2021.

4.邢金良，谢晓冬.肿瘤标志物.北京：人民卫生出版社，2022.

5.Nawroz H，Koch W，Anker P，et al. Microsatellite alterations in serum DNA of head and neck cancer patients. Nat Med，1996，2（9）：1035-1037.

6.刘毅.肿瘤液体活检（第一版）.北京：科学出版社，2022.

7.Sun Y F，Guo W，Xu Y，et al. Circulating tumor cells from different vascular sites exhibit spatial heterogeneity in epithelial and mesenchymal composition and distinct clinical significance in hepatocellular carcinoma. Clin Cancer Res，2018，24（3）：547-559.

8.高友鹤.尿液有可能成为生物标志物的金矿吗? 中国科

学：生命科学，2013，43（8）：708-708.

9. Villatoro S，Mayo-de-Las-Casas C，Jordana-Ariza N，et al. Prospective detection of mutations in cerebrospinal fluid，pleural effusion，and ascites of advanced cancer patients to guide treatment decisions. Mol Oncol，2019，13（12）：2633-2645.

10. Pu D，Liang H，Wei F，et al. Evaluation of a novel saliva-based epidermal growth factor receptor mutation detection for lung cancer：A pilot study. Thorac Cancer，2016，7（4）：428-436.

11. Ebner D W，Kisiel J B. Stool-based tests for colorectal cancer screening：performance benchmarks lead to high expected efficacy. Curr Gastroenterol Rep，2020，22（7）：32.

12. Wan J C M，Massie C，Garcia-Corbacho J，et al. Liquid biopsies come of age：towards implementation of circulating tumour DNA. Nat Rev Cancer，2017，17（4）：223-238.

13. Suárez B，Solé C，Márquez M，et al. Circulating microRNAs as cancer biomarkers in liquid biopsies. Adv

Exp Med Biol，2022：23-73.

14. 刘毅.循环肿瘤细胞：基础研究与临床应用进展（中文翻译版）.北京：科学出版社，2018.

15. NazarenkoI. Extracellular Vesicles：Recent developments in technology and perspectives for cancer liquid biopsy.Recent Results Cancer Res，2020：319-344.

16. Wang X，Huang J，Chen W，et al. The updated role of exosomal proteins in the diagnosis，prognosis，and treatment of cancer. Exp Mol Med，2022，54（9）：1390-1400.

17. Roweth H G，Battinelli E M. Lessons to learn from tumor-educated platelets. Blood，2021，137（23）：3174-3180.

18. Tivey A，Church M，Rothwell D，et al. Circulating tumour DNA－looking beyond the blood. Nature Reviews Clinical Oncology，2022，19（9）：600-612.

19. Wan J C M，Massie C，Garcia-Corbacho J，et al. Liquid biopsies come of age：towards implementation of circulating tumour DNA. Nat Rev Can，2017，17（4）：223-238.

20. Navarro E，Serrano-Heras G，Castaño M J，et al. Real-time PCR detection chemistry. Clinica Chimica Acta，2015，439（439）：231-250.

21. Chen Y，Zhao X，Wang L，et al. Super-ARMS：A new method for plasma ESR1 mutation detection. Clin Chim Acta，2021，520（9）：23-28.

22. Wu L R，Chen S X，Wu Y，et al. Multiplexed enrichment of rare DNA variants via sequence-selective and temperature-robust amplification. Nat Biomed Engi，2017，1（1）：714-723.

23. Yu H，Bai L，Tang G，et al. Novel assay for quantitative analysis of DNA methylation at single-bBase resolution. Clin Chem，2019，65（5）：664-673.

24. Shen S Y，Singhania R，Fehringer G，et al. Sensitive tumour detection and classification using plasma cell-free DNA methylomes. Nature，2018，563（7732）：579-583.

25. Wu D，Zhou G，Jin P，et al. Detection of colorectal cancer using a simplified SEPT9 gene methylation assay is a reliable method for opportunistic screening. J Mol Di-

agn, 2016, 18（4）: 535-545.

26. Dong S, Li W, Wang L, et al. Histone-related genes are hypermethylated in lung cancer and hypermethylated HIST1H4F could serve as a pan-cancer biomarker. Cancer Res, 2019, 79（24）: 6101-6112.

27. Jin S, Zhu D, Shao F, et al. Efficient detection and post-surgical monitoring of colon cancer with a multi-marker DNA methylation liquid biopsy. ProcNatl Acad Sci U S A, 2021, 118（5）: e2017421118.

28. Milbury C A, Zhong Q, Lin J, et al. Determining lower limits of detection of digital PCR assays for cancer-related gene mutations. Biomol Detect Quantif, 2014, 1（1）: 8-22.

29. Sanmamed M F, Fernandez-Landazuri S, Rodriguez C, et al. Quantitative cell-free circulating BRAFV600E mutation analysis by use of droplet digital PCR in the follow-up of patients with melanoma being treated with BRAF inhibitors. Clin Chem, 2015, 61（1）: 297-304.

30. Gevensleben H, Garcia-Murillas I, Graeser M K, et

al. Noninvasive detection of HER2 amplification with plasma DNA digital PCR. Clin Can Res, 2013, 19 (12): 3276-3284.

31. Yu M, Heinzerling T J, Grady W M. DNA Methylation analysis using droplet digital PCR // Karlin-Neumann G, Bizouarn F. Digital PCR: Methods and Protocols. Springer New York, 2018: 363-383.

32. 关明，郭玮，刘维薇，等. 数字PCR的临床应用和挑战. 国际检验医学杂志，2019，40（14）：1665-1669，1673.

33. Zhu G, Ye X, Dong Z, et al. Highly sensitive droplet digital PCR method for detection of EGFR-activating mutations in plasma cell-free DNA from patients with advanced non-small cell lung cancer. J Mol Diagn, 2015, 17 (3): 265-272.

34. Wang L, Hu X, Guo Q, et al. CLAmp-seq: a novel amplicon-based NGS assay with concatemer error correction for improved detection of actionable mutations in plasma cfDNA from patients with NSCLC. Small Methods, 2020, 4 (4): 1900357.

液体活检

参考文献

35. Cohen J D, Li L, Wang Y, et al. Detection and localization of surgically resectable cancers with a multi-analyte blood test. Science, 2018, 359 (6378): 926-930.

36. Newman A M, Bratman S V, To J, et al. An ultrasensitive method for quantitating circulating tumor DNA with broad patient coverage. Nat Med, 2014, 20 (5): 548-554.

37. Newman A M, Lovejoy A F, Klass D M, et al. Integrated digital error suppression for improved detection of circulating tumor DNA. Nat Biotechnol, 2016, 34 (5): 547-555.

38. McDonald B R, Contente-Cuomo T, Sammut S J, et al. Personalized circulating tumor DNA analysis to detect residual disease after neoadjuvant therapy in breast cancer. Sci Transl Med, 2019, 11 (504): eaax7392.

39. Guo Q, Wang J, Xiao J, et al. Heterogeneous mutation pattern in tumor tissue and circulating tumor DNA warrants parallel NGS panel testing. Mol Cancer, 2018, 17 (1): 131.

40. Shoemaker R, Deng J, Wang W, et al. Allele-specific methylation is prevalent and is contributed by CpG-SNPs in the human genome. Genome Res, 2010, 20 (7): 883-889.

41. Liu M C, Oxnard G R, Klein E A, et al. Sensitive and specific multi-cancer detection and localization using methylation signatures in cell-free DNA. Ann Oncol, 2020, 31 (6): 745-759.

42. Wieczorek A J, Sitaramam V, Machleidt W, et al. Diagnostic and prognostic value of RNA-proteolipid in sera of patients with malignant disorders following therapy: first clinical evaluation of a novel tumor marker. Can Res, 1987, 47 (23): 6407-6412.

43. Tsui N B Y, Ng E K O, Lo Y M D. Stability of endogenous and added RNA in blood specimens, serum, and plasma. Clin Chem, 2002, 48 (10): 1647-1653.

44. Arroyo J D, Chevillet J R, Kroh E M, et al. Argonaute2 complexes carry a population of circulating microRNAs independent of vesicles in human plasma. Proc NatAcadSci U S A, 2011, 108 (12): 5003-5008.

45. Sourvinou I S，Markou A，Lianidou E S. Quantification of circulating miRNAs in plasma：effect of preanalytical and analytical parameters on their isolation and stability. J Mol Diagn，2013，15（6）：827-834.

46. Kolenda T，Guglas K，Baranowski D，et al. cfRNAs as biomarkers in oncology-still experimental or applied tool for personalized medicine already? Rep Pract Oncol Radiother，2020，25（5）：783-792.

47. Fernando M R，Norton S E，Luna K K，et al. Stabilization of cell-free RNA in blood samples using a new collection device. Clin Biochem，2012，45（16-17）：1497-1502.

48. Li X，Mauro M，Williams Z. Comparison of plasma extracellular RNA isolation kits reveals kit-dependent biases. Biotechniques，2015，59（1）：13-17.

49. Lin D，Shen L，Luo M，et al. Circulating tumor cells：biology and clinicalsignificance. Signal Transduct Target Ther，2021，6（1）：404.

50. Genna A，Vanwynsberghe A M，Villard A V，et al. EMT-Associated heterogeneity in circulating tumor

cells: sticky friends on the road to metastasis. Cancers,
2020, 12 (6): 1632-1669.

51. Tamminga M, Andree K C, Hiltermann T J N, et al.
Detection of circulating tumor cells in the diagnostic leu-
kapheresis product of Non-Small-Cell lung cancer pa-
tients comparing CellSearch and ISET. Cancers, 2020,
12 (4): 896-910.

52. Batth I S, Mitra A, Manier S, et al. Circulating tumor
markers: harmonizing the Yin and Yang of CTCs and
ctDNA for precision medicine. Ann Oncol, 2017: 468-
477.

53. Habli Z, AlChamaa W, Saab R, et al. Circulating tu-
mor cell detection technologies and clinical utility: chal-
lenges and opportunities. Cancers, 2020, 12 (7):
1930-1959.

54. Zhong X, Zhang H, Zhu Y, et al. Circulating tumor
cells in cancer patients: developments and clinical ap-
plications for immunotherapy. Mol Cancer, 2020, 19
(1): 15.

55. 中华医学会检验医学分会分子诊断学组.循环肿瘤细

液体活检

参考文献

胞临床应用与实验室检测专家共识.中华检验医学杂志，2021，44（11）：1008-1020.

56.Situ B，Ye X，Zhao Q，et al. Identification and single-cell analysis of viable circulating tumor cells by a mitochondrion –specific AIE bioprobe. Adv Sci，2020，7（4）：1902760.

57.Zhang P，Zhou X，He M，et al. Ultrasensitive detection of circulating exosomes with a 3D–nanopatterned microfluidic chip. Nat Biom Engin，2019：438-451.

58.Guo J，Wu C，Lin X，et al. Establishment of a simplified dichotomic size-exclusion chromatography for isolating extracellular vesicles toward clinical applications. J Extracell Vesicles，2021，10（11）：e12145.

59.Chen Y，Zhu Q，Cheng L，et al. Exosome detection via the ultrafast–isolation system：EXODUS. Nat Methods，2021：212-218.

60.Thery C，Witwer K，Aikawa E，et al. Minimal information for studies of extracellular vesicles 2018（misev2018）：A position statement of the international society for extracellular vesicles and update of the

misev2014 guidelines. J Extracell Vesicles，2018，7
（1）：1535750.

61.Liu C，Xu X，Li B，et al. Single-exosome-counting im-
munoassays for cancer diagnostics. Nano Lett，2018：
4226-4232.

62.Esther S P，Myriam O R，Marí M，et al. Extracellular
vesicles：current analytical techniques for detection and
quantification. Biomolecules，2020，10（6）：824.

63.Mariantonia L，Rossella D R，Davide M，et al. Immu-
nocapture-based ELISA to characterize and quantify exo-
somes in both cell culture supernatants and body fluids.
Methods Enzymol，2020：155-180.

64.Welsh J A，van der P E，Bettin B A，et al. Towards de-
fining reference materials for measuring extracellular ves-
icle refractive index，epitope abundance，size and con-
centration. J Extracell Vesicles，2020，29（1）：
1816641.

65.Welsh J A，Van Der P E，Arkesteijn G J A，et al. MI-
FlowCyt-EV：a framework for standardized reporting of
extracellular vesicle flow cytometry experiments. J Extra-

cell Vesicles，2020，9（1）：1713526.

66. Kreimer S，Belov A M，Ghiran I，et al. Mass-spectrometry-based molecular characterization of extracellular vesicles：lipidomics and proteomics. J Proteome Res，2015，14（6）：2367-2384.

67. Miyoshi J，Zhu Z，Luo A，et al. A microRNA-based liquid biopsy signature for the early detection of esophageal squamous cell carcinoma：a retrospective，prospective and multicenter study. Mol Cancer，2022：44.

68. Lin Y，Dong H，Deng W，et al. Evaluation of salivary exosomal chimeric GOLM1-NAA35 RNA as a potential biomarker in esophageal carcinoma. Clin Can Res，2019，25（10）：3035-3045.

69. Li K，Lin Y，Luo Y，et al. A signature of saliva-derived exosomal small RNAs as predicting biomarker for esophageal carcinoma：a multicenter prospective study. Mol Cancer，2022，21（1）：21.

70. Zhang J T，Qin H，Man Cheung F K，et al. Plasma extracellular vesicle microRNAs for pulmonary ground-glass nodules. J Extracell Vesicles，2019：1663666.

71. Sanchez-Herrero E，Campos-Silva C，Caceres-Martell Y，et al. ALK-Fusion transcripts Can Be detected in extracellular vesicles（EVs）from nonsmall cell lung cancer cell lines and patient plasma：toward EV-Based noninvasive testing. Clin Chem，2022：668-679.

72. Sun N，Tran B V，Peng Z，et al. Coupling lipid labeling and click chemistry enables isolation of extracellular vesicles for noninvasive detection of oncogenic gene alterations. Adv Sci，2022：e2105853.

73. 赫捷，李霓，陈万青，等 . 中国肺癌筛查与早诊早治指南（2021）. 北京：中华肿瘤杂志，2021，43（3）：243-268.

74. 国家癌症中心中国结直肠癌筛查与早诊早治指南制定专家组 . 中国结直肠癌筛查与早诊早治指南（2020）. 北京：中华肿瘤杂志，2021，43（1）：16-38.

75. Katz R L，He W G，Khanna A，et al. Genetically abnormal circulating cells in lung cancer patients：An antigen-independent fluorescence in situ hybridization-based case-control study. Clin Cancer Res，2010，16

液体活检

参考文献

（15）：3976-3987.

76. Ye Q, Ling S, Zheng S, et al. Liquid biopsy in hepato-cellular carcinoma: circulating tumor cells and circulat-ing tumor DNA. Mol Cancer, 2019: 114.

77. Wang Y, Li L, Douville C, et al. Evaluation of liquid from the Papanicolaou test and other liquid biopsies for the detection of endometrial and ovarian cancers. Sci Transl Med, 2018.

78. Zhang X, Zhao W, Wei W, et al. Parallel analyses of somatic mutations in plasma circulating tumor DNA （ctDNA） and matched tumor tissues in early-stage breast cancer. Clin Cancer Res, 2019: 6546.

79. Chabon J J, Hamilton E G, Kurtz D M, et al. Integrat-ing genomic features for non-invasive early lung cancer detection. Nature, 2020: 245.

80. Nassiri F, Chakravarthy A, Feng S, et al. Detection and discrimination of intracranial tumors using plasma cell-free DNA methylomes. Nat Med, 2020: 1044.

81. Cristiano, S, Leal A, Phallen J, et al. Genome-wide cell-free DNA fragmentation in patients with cancer. Na-

ture，2019：385.

82.Kilgour E，Rothwell D G，Brady G，et al. Liquid biop-sy-based biomarkers of treatment response and resis-tance. Cancer Cell，2020，37（4）：485-495.

83.Shi Y，Chen G，Wang X，et al；FURLONG investiga-tors. Furmonertinib（AST2818）versus gefitinib as first-line therapy for Chinese patients with locally advanced or metastatic EGFR mutation-positive non-small-cell lung cancer（FURLONG）：a multicentre，double-blind，randomised phase 3 study. Lancet Respir Med，2022，10（11）：1019-1028.

84.Rolfo C，Mack P，Scagliotti G V，et al. Liquid Biopsy for Advanced NSCLC：A consensus statement from the international association for the study of lung cancer. J Thorac Oncol，2021，16（10）：1647-1662.

85.Kim E S，Velcheti V，Mekhail T,· et al. Blood-based tumor mutational burden as a biomarker for atezolizumab in non-small cell lung cancer：the phase 2 B-F1RST trial. Nat Med，2022，28（5）：939-945.

86.中国抗癌协会肿瘤标志专业委员会，步宏，邢金良，

等 . ctDNA 高通量测序临床实践专家共识（2022 年版）. 南宁：中国癌症防治杂志，2022，14（3）：240-252.

87. Zhou Q，Geng Q，Wang L，et al. Value of folate receptor-positive circulating tumour cells in the clinical management of indeterminate lung nodules：A non-invasive biomarker for predicting malignancy and tumour invasiveness. EBioMedicine，2019：236-243.

88. Wang Z，Zhao X，Gao C，et al. Plasma-based microsatellite instability detection strategy to guide immune checkpoint blockade treatment. J Immunother Cancer，2020，8（2）：e001297.

89. Song Y，Hu C，Xie Z，et al. Circulating tumor DNA clearance predicts prognosis across treatment regimen in a large real-world longitudinally monitored advanced non-small cell lung cancer cohort. Transl Lung Cancer Res，2020，9（2）：269-279.

90. National Comprehensive Cancer Network. NCCN Clinical Practice Guidelines in Oncology：Prostate Cancer. Version 2.2022，2022.

91.Li L，Zhang J，Jiang X，et al. Promising clinical application of ctDNA in evaluating immunotherapy efficacy. Am J Cancer Res，2018，8（10）：1947-1956.

92.Rahbari N N，Aigner M，Thorlund K，et al. Meta-analysis shows that detection of circulating tumor cells indicates poor prognosis in patients with colorectal cancer. Gastroenterology，2010，38（5）：1714-1726.

93.Li Z，Xu K，Xu L，et al. Predictive value of folate receptor-positive circulating tumor cells for the preoperative diagnosis of lymph node metastasis in patients with lung adenocarcinoma. Small Methods，2021，5（6）：2100152.

94.Wei S，Guo C，He J，et al. Effect of vein-first vs artery-first surgical technique on circulating tumor cells and survival in patients with non-small cell lung cancer：a randomized clinical trial and registry-based propensity score matching analysis. JAMA Surg，2019，154（7）：e190972-e190972.

95.张灏，赵立波，叶国栋.外泌体研究、转化和临床应用专家共识.北京：转化医学杂志，2018，7（6）：

321-325.

96. Yi Z，Ma F，Rong G，et al. The molecular tumor burden index as a response evaluationcriterion in breast cancer. Signal Transduct Target Ther，2021，6（1）：251-258.

97. Yi Z，Ma F，Rong G，et al. Clinical spectrum and prognostic value of TP53 mutations in circulating tumor DNA from breast cancer patients in China. Cancer Commun（Lond），2020，40（6）：260-269.

98. Rong G，Yi Z，Ma F，et al. Mutational characteristics determined using circulatingtumor DNA analysis in triple-negative breast cancer patients with distant metastasis. Cancer Commun（Lond），2020，40（12）：738-742.

99. Tie J，Cohen J D，Wang Y，et al. Circulating tumor DNA analyses as markers of recurrence risk and benefit of adjuvant therapy for stage Ⅲ colon cancer. JAMA Oncol，2019，5（12）：1710-1717.

100. Parikh A R，van Seventer E E，Siravegna G，et al. Minimal residual disease detection using a plasma-only

circulating tumor DNA assay in patients with colorectal cancer. Clin Cancer Res，2021，27（20）：5586- 5594.

101.Chaudhuri A A，Chabon J J，Lovejoy A F，et al. Early detection of molecular residual disease in localized lung cancer by circulating tumor DNA profiling. Cancer Discov，2017，7（12）：1394-1403.

102.Christensen E，Birkenkamp-Demtröder K，Sethi H，et al. Early detection of metastatic relapse and monitoring of therapeutic efffiicacy by ultra-deep sequencing of plasma cell-free DNA in patients with urothelial bladder carcinoma. J Clin Oncol，2019，37（18）：1547-1557.

103.Moding E J，Liu Y，Nabet B Y，et al. Circulating tumor DNA dynamics predict benefifit from consolidation immunotherapy in locally advanced non-small cell lung cancer. Nat Cancer，2020，1（2）：176-183.

104.Tie J，Cohen J D，Lahouel K，et al. Circulating Tumor DNA Analysis Guiding Adjuvant Therapy in Stage Ⅱ Colon Cancer. N Engl J Med，2022，386（24）：

2261-2272.

105. Mazard T, Cayrefourcq L, Perriard F, et al. Clinical Relevance of Viable Circulating Tumor Cells in Patients with Metastatic Colorectal Cancer: The COLOSPOT Prospective Study Cancers, 2021, 13 (12): 2966.

106. Sparano J, O'Neill A, Alpaugh K, et al. Association of circulating tumor cells with late recurrence of estrogen Receptorpositive breast cancer: a secondary analysis of a randomized clinical trial. JAMA Oncol, 2018, 4 (12): 1700-1706.

107. Xia L, Mei J, Kang R, et al. Perioperative ctDNA-Based molecular residual disease detection for nonsmall cell lung cancer: aprospective multicenter cohort study (LUNGCA-1). Clin Cancer Res, 2022, 28 (15): 3308-3317.

108. 吴一龙, 陆舜, 程颖, 等. 非小细胞肺癌分子残留病灶专家共识. 广东: 循证医学, 2021, 21 (3): 129-135.

109. Wang S, Li M, Zhang J, et al. Circulating tumor DNA integrating tissue clonality detects minimal residu-

al disease in resectable non–small–cell lung cancer. J Hematol Oncol，2022，15（1）：137.

110.Zhang J T，Liu S Y，Gao W，et al. Longitudinal unde-tectable molecular residual disease defines potentially cured population in localized non–small cell lung can-cer. Cancer Discov，2022，12（7）：1690–1701.